潜后 CHEERS

与最聪明的人共同进化

HERE COMES EVERYBODY

CHEERS
湛庐

排毒吧！大脑
BRAIN WASH

［美］ 戴维·珀尔马特（David Perlmutter）
奥斯汀·珀尔马特（Austin Perlmutter） 著

李卫华 译

浙江科学技术出版社·杭州

生活习惯如何改变着我们的大脑

扫码加入书架
领取阅读激励

扫码获取全部测试题及答案，
掌握保持大脑健康的秘密

- "垃圾食物"会通过影响（ ）和（ ）进而影响大脑进行决策？
  （单选题）

  A. 视觉通路，成瘾回路

  B. 炎症通路，睡眠与唤醒回路

  C. 炎症通路，成瘾回路

  D. 运动传导通路，成瘾回路

- 以下哪种食物是导致抑郁症的罪魁祸首？（单选题）

  A. 含酒精饮品

  B. 含咖啡因饮品

  C. 精致碳水化合物

  D. 含植脂末的饼干和点心

- 坚持运动可能令你畏缩，以下哪种方法可以使运动变得愉快？
  （单选题）

  A. 制订详细的锻炼计划

  B. 一上来先跑 10 千米锻炼毅力

  C. 让朋友加入你的运动计划

  D. 每天坚持完成 30 分钟的有氧运动

扫描左侧二维码查看本书更多测试题

致

所有正在重建连接的人

当孤独、抑郁、焦虑、成瘾和慢性病流行，
你需要一场大脑排毒革命

如果你想要快乐，那就快乐起来。

——列夫·托尔斯泰

19世纪中期俄国批判现实主义作家，政治思想家，哲学家

你有多久没有真正感到快乐和满足了？有多久没有感到头脑清醒、精力充沛了？有多久没有感到与自己以及周围的人和世界紧密相连了？如果这种状态已持续了一段时间，那么这本书适合你。当下，有这种感觉的人可不止你一个，千百万人正处在类似的煎熬之中。对于这种状态，我们要么毫无察觉，要么茫然无措。有些人已经放弃改变这种状态，竭尽所能地过一天算一天。其实，生活原本不必如此！

你完全可以从这种浑浑噩噩的状态中振作起来，去追寻一种持久的快乐、一种富有意义的生活——哪怕这样做要使自己经历挣扎、失望和挑战。这是不可避免的，但有些事是可以避免的，比如长期感到没有节制、大脑昏昏沉沉、对未来感到迷茫和焦虑，以及对生活本身感到沮丧甚至崩溃。其实，有很多可靠的方法能帮我们避免陷入这些状态，甚至可以在生活中创造出持久的快乐。本书接下来所要分享的一些策略相比其他策略更简单，但所有的策略都是可行且容易理解的。

从一开始，我们必须承认：我们自己还没有完全实现这一目标。我们将和你一起踏上这段自我改变之旅。我们已经找到了一种强大的方法来帮助我们重塑自己和利用自己的潜能，以实现高水平的身心健康，并且迫不及待地想让你也在自己的生活中采用这种方法。

当下，存在一个令我们感到困惑的似是而非的观点：现代生活为我们提供了无限的机会。我们可以随时随地吃到任何想吃的东西，我们可以完全沉浸在广阔而诱人的数字媒体世界中。我们只需在屏幕上点一下或用手指轻轻一划，就可以购买到商品和服务，甚至找到潜在的伴侣。我们可以全天候地生活在一个虚拟的世界里，在那里，我们的一切都是公开的，从我们的想法、观点，到我们的购物记录、照片、浏览习惯、好恶以及位置。我们以为这种全天候的"新现实"应该使我们健康且快乐，但事实上并非如此。恰好相反，尽管现代化生活方式极大地满足甚至在许多方面超出了我们的基本需求，但并没有使我们拥有理想的生活状态。我们要应对呈大幅上升趋势的种种可预防的疾病，而且我们中的很多人比以往任何时候都更加孤独、抑郁和焦虑。真正的快乐依然遥不可及。

问题是媒体不断推送的新闻让我们相信，我们所处的现代世界是相对和谐的。然而，在对不同人群进行调查后显示，绝大多数人认为我们生活在一个危机四伏的时代。大家感到恐慌、不安和紧张，感觉像被困住了一样。总的来说，这样的生活令人不快。而且，人与人之间的不信任达到了一个新的高度。2014 年有一项研究调查了 1 万名美国人，结果显示人们在政治意识形态上的分歧是几十年以来最严重的。自 2004 年以来，对在野党持负面看法的人的比例增加了 1 倍多。不过对于紧跟时事的人来说，这一发现可能并不令人感到惊讶。

我们承诺为你带来一种新的生活模式。我们将一起找到一种方法来培养并维持一种更充实的生活模式，使你的身心达到一种更健康的状态。现在，是时候进行一场带来全方位改变的大脑排毒计划了。

我们的承诺与待解决的问题

想象一下，你对任何事情都不会特别担忧。你内心充实、精力充沛，没有丝毫疲惫感、沉重感、倦怠感或空虚感。你相信人体天生的生理机能会照顾好你的健康，并自行治愈。你没有太多应激，因为你相信遇到的任何挑战都会迎刃而解。你能够积极地面对未来的种种可能性，不管明天将要发生什么，你都能泰然处之。你可以坦然地接受过去，无论你曾遭受多大的创伤。你甚至可以接受那些与你观点完全不同的朋友。你对一切都感觉很好。你同自己的对话充满希望，轻松且坦率。你的生活美妙得像一首值得反复播放的乐曲。

当现代社会中与日俱增的约束变得愈发无可逃避且令人感到压抑

时，人们很难去畅想这种平静且充实的生活状态。但这种状态其实是可以实现的。秘诀在于了解你的大脑里正在发生什么，然后改变那个导致你陷入消极状态的回路。本书建立在一个简单的前提之上：

我们的大脑运行受到严重操纵，导致我们比以往任何时候都更加孤独、焦虑、抑郁、多疑、易病以及肥胖。同时，我们感到与自己、与他人、与整个世界失去连接。

一个不争的事实，即日常活动中的不良选择会影响我们的健康。例如，众所周知，垃圾食品对我们有害，且随着时间的推移，会导致各种疾病。那么，为什么我们仍然吃这些食品呢？为什么我们总是选择购买这些错误的食品呢？虽然答案很复杂，但要想部分地回答这个问题就需要明白一个基本事实，即我们被设定了摄入这些垃圾食品的程序。

我们的饮食选择是导致健康问题或慢性疾病的众多生活习惯中的一种。在美国，慢性疾病导致的死亡人数占全国总死亡人数的70%：一半的美国人至少患有一种慢性疾病，包括糖尿病、心脏病、癌症和阿尔茨海默病。当我们在为如何改变医疗保健系统这个问题争论不休的时候，却完全忽略了美国75%的医疗保健费用花在了那些本可预防的疾病上。世界卫生组织现在将慢性退行性疾病（比如我们刚刚提到的那些疾病）列为全球头号死因，排在饥荒、传染病和战争之前。

如果你意识到了不良饮食与疾病之间的重要关联，以上事实对你来说可能不是什么新鲜事。但你可能没有意识到的是，**你吃的食物和**

喝的饮料会改变你的情绪、你的思想和你感知世界的方式。你的情绪和认知也直接且有力地影响着你的饮食选择，这一点同样重要。这一真相被食品加工业所利用，形成了一个破坏你的健康和思维的恶性循环。我们将告诉你如何打破这种恶性循环，这远比了解如何选择食物重要得多！

每天你接触到的各种广告千百次地提醒你，"即时满足是通往快乐之路"。厂商花费了数十亿美元来潜移默化地影响你，让你继续以错误的方式去追求快乐，通过重塑你的大脑，使你渴望获得那些让你离自己理想生活更遥远的东西。你可能认为自己是为过上成功的生活在做一切应该做的事，但结果事与愿违。社交媒体告诉你，其他人都过得很开心。广告告诉你，买东西可以改变你的生活，或者减肥药可以快速去除你腰部的赘肉。源源不断的美味和劣质的卡路里使你想要健康饮食的努力受阻。你觉得不健康是你自己的错。这一令人沮丧的情境现如今成了生活的常态，也助长了一种慢性应激文化。

这类应激对大脑是有毒的，破坏了大脑中帮助你建立掌控感的部分，使你觉得无法掌控自己的生活。当你试图做出应对时，你再次选择了即时满足，从而更难打破触发和强化这种行为的神经回路。逃离消极状态变得越来越难。在接下来的章节中，你会了解到这究竟是如何发生的，以及你可以做些什么来帮助自己。你完全可以变得更好。你的身体和大脑想要改善此种情况，它们只需要知道该如何去做。

从生物学角度来看，许多因素会导致我们陷入即时满足陷阱。我们将在本书中解释这些因素。例如，你可能已经知道，慢性炎症与今天困扰我们的许多疾病密切相关。但你可能不知道，慢性炎症也会影响大脑——导致你做出糟糕的决定和冲动的行为。

在第一部分"大脑中的毒从何而来"中，我们将揭示一些精神绑架行为，来看看到底是什么破坏了我们对人生意义、快乐和长久健康的追求。在第二部分"10 天大脑排毒计划"中，我们将介绍必要的方法，以帮助我们更清晰地思考，加强与他人的联系，并养成健康的习惯。对于那些需要结构性方案的人来说，我们有一个切实可行的"10 天计划"，将所有的策略整合在一起。你确实可以在 10 天之内改变你的健康状况和生活轨迹。

写作初衷

父子共同撰写的书并不常见。我们是完全不同的两代人，要合力面对同一个问题：是什么让健康和快乐变得如此遥不可及？下面，我们将分别谈谈各自的写作初衷。

奥斯汀：在完成内科住院医师实习期间，我遵循传统的医疗方法进行工作，即强调对单一疾病的诊断和治疗。

我竭尽所能地正确识别和处理患者的各类问题。然而，尽管我付出了很多努力，大部分患者却好像并不愿意遵循我精心设计的治疗方案。为什么他们宁愿冒着罹患心力衰竭或糖尿病的风险，也不愿意遵循医嘱摄入有助于延长生命的药物或食物呢？

我错误地认为，我的关注点和患者的关注点是一致的。当我问了许多患者一个问题后，我才明白我的看法有误，那个问题是："你真正关心的是什么？"我以为患者会告诉我，他们最关心的是自己的健康，但令我震惊的是，我的假设竟错得如此离谱。因为很少有患者告诉我健康是他们最看重的东西——至少没有我想的那么重要。相反，他们最看重的是他们的家人、朋友，令人惊讶的是，甚至还有他们的业余爱好。很明显，给他们带来意义和快乐的其实是这些。他们真正关心的是"连接"。健康仅仅是让他们获得意义与快乐的一个工具。

我意识到，需要重塑自己关于"如何帮助他人"的看法。如果我真的想以最好的方式帮助我的患者，我需要从"连接"开始。

这使我加深了对我们如何与自己、与他人以及与环境互动的理解。我发现，有意义的连接不是通过购买新东西或参与快捷的数字化交流来实现的。然而，我们的文化似乎越来越倾向于引导我们去追求这些东西。令人担忧的数据显示，我们每天花费越来越多的时间专注于短期解决方案，而错过了那些持续改善我们生活质量的时刻。我现在明白，问题不仅仅在于如何促进连接，还在于如何识别和消除生活中使我们无法感受到连接的因素。我从研究如何改善连接入手，发现摆脱失联状态可能更加重要。有机会与我父亲一起探究这一重要课题，并将这些发现带给全世界，是最令我欣喜的人生经历之一。

戴维：在过去 40 年中，我的使命一直是尽我所能通过传播知识来增强人们的掌控力。包括饮食和身体运动在内的生活方式与健康和长寿的关系，一直是我的书和讲座的中心主题。我一直在介绍这方面的知识，因为在猖獗的广告面前，这些知识不太能引人注目。我很清楚，失联是阻碍我们拥抱健康、长寿、快乐和充实的核心原因。其实这些目标都是可以实现的。

写这本书是我发自内心想做的事。能够有机会在这个课题上与我的儿子合作，并从他个人和以他为代表的那一代人的角度获得启发，这是我的荣幸，同时也给了我展望未来的巨大希望。

重新连接你的大脑，让一切变得更好

当我们开始为写这本书而收集资料时，根本没预料到我们会发现什么。在最初的一个月里，我们都立刻感受到了震惊和改变，因为我们深刻地认识到了我们任务的重要性。随着研究的越发深入，我们就越发认识到我们正在做一件大事，一件可能不仅影响到个人（包括我们俩），甚至影响到整个地球及其各个社会的事。"地球的命运岌岌可危。"这似乎有点儿危言耸听，但我们会给出理由。无论是从个人健康还是从环境健康的角度来看，快乐的、相互连接的人类会营造一个快乐的地球。当你环顾四周，思考地球的状况时，你该知道当下的状况是不可持续的。我们需要你，我们需要彼此。

我们已经充分地认识到生活在现代世界所带来的巨大好处，而且我们并不主张你拒绝现代化生活方式。例如，说到现代技术，如果没有在线研究数据库和视频电话会议的支持，我们就不可能写出这本书。我们呼吁对数字世界采取一种不同的态度，在这种态度中，我们是清醒的技术使用者，而不是被技术所利用。虽然现代世界提供了极多的机会，方便我们通过数字网络相互学习和联系，但我们必须正确地利用这些机会。这个世界可以提供给我们很多东西，而改变你生活和健康的方法就摆在你面前。我们迫不及待地想要与你分享。

虽然这本书涉及的范围很广，但我们的策略侧重于创建一个实用的框架，以便你可以立即在生活中实施。我们在现代社会中生活和工作，清楚可能性和现实性上的种种局限。但好消息是，我们其实有能力改变这些局限，并扫除我们实现长久健康和快乐路上的障碍。通过对你的思维操作系统进行彻底改造，你完全可以达到这个目标。我们不必成为健康状况差、孤独以及不断追求短期解决方案的受害者。这个新的架构，一个重建连接、改变生活的大脑排毒计划，将教你如何清理你的大脑、激活大脑中的神经通路，为你带来清晰的思维、深度的人际关系和精神福祉。

准备好了吗？让我们着手去做吧！

BRAIN
WASH
目 录

　　◎　在每个人都可以多吃、多买、多发、多获 "点赞" 的当
　　　　下，为什么一切显得唾手可得，而我们却比以往更容
　　　　易陷入持续性的不满足？

　　◎　为什么高能量、低营养的食物能上我们的餐桌，毒害
　　　　我们的大脑？

　　◎　停止身心失联，你需要清洁大脑，换个活法！

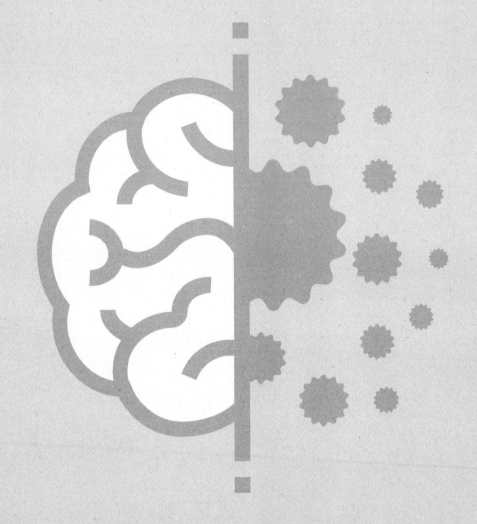

BRAIN WASH

第一部分
大脑中的毒从何而来

Detox Your Mind for Clearer Thinking,
Deeper Relationships, and Lasting Happiness

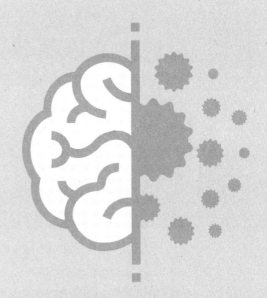

BRAIN
WASH

Detox Your Mind for Clearer Thinking,
Deeper Relationships, and Lasting Happiness

第1章

失联综合征
大脑是如何被当代生活绑架的

◎ 在每个人都可以多吃、多买、多发、多获 "点赞" 的当下，为什么一切显得唾手可得，而我们却比以往更容易陷入持续性的不满足？

◎ 为什么高能量、低营养的食物能上我们的餐桌，毒害我们的大脑？

◎ 停止身心失联，你需要清洁大脑，换个活法！

我们都在等待，等待着别人来拯救自己。

——列夫·托尔斯泰

早上醒来的时候，你做的第一件事是什么？你一般在早晨做哪些事？我敢打赌，相较于10年前或15年前，你的生活习惯已经发生了巨大的变化。你会隔多长时间看一次手机，刷新闻、社交媒体或其他内容？你每天要进行多少次滑动和点击？你早餐通常会吃些什么？麦片、硬面包圈、松饼、油酥饼，还是路边随手买的甜甜圈？出门之前，你会和爱人有怎样的互动？

当你像往常一样开车去上班时，你能够以平静且专注的状态来迎接新的一天吗？抑或是，你会感到焦虑、失神且压抑吗？在应该专心等红绿灯的时候，你是否常常分心去发信息、看邮件、接电话呢？当你到达工作地点后，你是否总想去看手机而无法长时间专注地投入工作？你是否在工位上吃午餐？你是否一整天都将手机放在身边，一心多用？相比于当面沟通，你是否更习惯通过电子邮件和打电话来与人联络？

下班后，你会抽出时间去户外散步或锻炼身体吗？回到家后，你会给自己倒杯饮料，吃一顿也许是由加工食品或包装食品构成的晚餐吗？躺在床上时，你是否感到辛苦了一天的身体已经疲惫不堪，但就是难以入眠？入睡后，你是否会一晚上多次醒来？第二天起床时，你是否会为再次经历同样单调且乏味的日常而感到情绪低落？

自 21 世纪初以来，我们的社会经历了一场巨大的变革，主要是由于个人科技产品的爆炸性发展，我们被困在了"电子栅栏"里。据不完全统计，目前全球 70% 的人拥有智能手机。数据显示，网民平均每天花费在社交网络上的时间已超过 2 小时。一项调查发现，美国人醒着时，42% 的时间在盯着电视、手机、电脑、平板电脑或其他电子设备。假设美国人平均每晚睡眠时长为 8 小时，这意味着人们每天花费大约 6 小时 43 分钟盯着电子设备屏幕。在一个正常的生命周期内，这就是 7 956 天，接近 22 年。

这种结构性转变导致我们与周围的世界失联——大家都低着头走路，目光专注在自己的电子设备上。面对源源不断地告诉我们该做什么的信息（多吃、多买、多发、多获"点赞"）时，我们刻意避开那些不合心意的内容。如果我们细心体会，就可以感受到内心有一种空虚、一种渴求。消费主义的生活方式正在从生理层面改造我们的大脑。这究竟是如何发生的？这种生活方式切断了大脑中那些能让我们从大处着眼和做出深思熟虑决定的高级神经通路，并且强化了那些让我们冲动、焦虑、恐惧和急功近利的神经通路。这种转变导致我们把时间和金钱花在那些并不能给我们带来快乐的事情上，让我们总是感到不满足。然而，这正是商业利益集团所期待的，因为这可以为他们带来更高的收益。可怕的事实是，我们的大脑正越来越多地按照一个由他人控制的程序运行——也就是说，商业利益集团企图操控大脑对即时满足的渴望。

你的注意力和决定都被卖给了出价最高的人，卖给了最了解如何操纵你的身心需求以牟取暴利的企业。这些企业知道如何利用强大的神经通路，为人们制造出一种对短期快乐难以抗拒的沉迷，以及一种带来持续愉悦的商品化幻觉。我们将这种与可持续快乐失联的状态称为"失联综合征"（disconnection syndrome）。现在，是时候做出抗争了。下面是失联综合征的 8 个主要特征的示意图（见图 1-1）。我们将就大脑健康和大脑功能来详细探讨每一个特征。

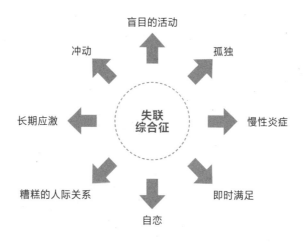

图 1-1　失联综合征的 8 个主要特征的示意图

被引导去相信的世界与真实世界之间的差异

对抗失联综合征的第一步是认真审视我们被引导去相信的世界与真实世界之间的差异。虽然站在幕后观察我们目前所面临的现实或许需要莫大的勇气，但通过这一过程，我们会获得真正的力量。通过理解事物本来的样子，你可以重新掌控自己的生活。你一旦了解了你的大脑是如何以及因何被操纵，就可以选择改变你的生活。用那些对你有益的选择取代那些对你无益的选择，如此一来，你就能够追求长期的满足感和持久的成就感。当你能够控制你的大脑回路时，你可以建立一个持续地做出正确选择的大脑系统。

乍一看，我们似乎从来没有像今天这样，有如此多的机会去追求和实现快乐。社交媒体上的每个人似乎都很开心，电视广告让我们相信存在一种药物可以消除我们可能遇到的所有情感障碍。然而，焦虑症和抑郁症的患病率持续攀升。1999—2016 年，几乎美国每个州的自杀率都在上升。2007—2016 年，美国的青少年自杀率飙升了 56%。自 20 世纪 90 年代以来，尽管美国的抗抑郁药处方数量增加了 400% 以上，但情势依然未能有所改善。我们仅仅服用了更多的药物而已，无论是合法还是非法的。患有焦虑症的老年人（65 岁及以上）约有一半在服用苯二氮卓类药物（如阿普唑仑、地西泮和劳拉西泮）。众所周知，这类药物具有危及生命的潜在副作用。失眠问题困扰着大约 1/4 的美国成年人，导致许多人求助于助眠药物。此外，全球趋势显示，人类酒精摄入率正在上升，特别是在印度等日益西化的经济体中。在全球范围内，青少年和年轻人的酗酒现象也在持续增多。

有些人可能会认为，沉浸在社交媒体中会让我们感到与他人的联系更紧密，但近一半的美国人表示时常或者总是感到孤独。在有这种感觉的人中，年龄在 18 ～ 22 岁的成年人比例最高。只有大约一半的美国人表示自己体验过有意义的面对面社交。亚里士多德曾写道："人在本质上是一种社会性动物。"这句话是正确的，我们需要回归亚里士多德式的社交。我敢打赌他肯定不会有失联综合征。

为了了解导致这些现代问题的诱因以及相应的解决方法，我们必须求助于我们所拥有的最强有力的工具——大脑。塑造大脑的是地球上最强大的力量：进化。在几百万年的时间里，大脑已经适应了不断变化的种种压力，因此它可以在各种条件下发展。我们对它的复原力和可塑性了解得越多，它看起来就越是令人惊叹。但是，我们也需要明白一点：尽管大脑很聪明，但它仍然运行着很久以前就编写好的程序，而这些程序可以被现代技术强行占用或"入侵"，就像计算机病毒可以感染软件并改变其功能一样。例如，我们对甜食的原始渴望和对社会接纳的需求，在过去的几千年里是很有意义的，因为彼时，我们不得不为冬季食物资源的匮乏或者被族群放逐而担忧。但是，曾经帮助我们生存下来的宝贵的适应性，如今已经成为商业剥削的切入点。这些核心生存机制在漫长的进化过程中早已深深刻入了人类的大脑回路，但它们现在成了商业公司觊觎的目标，借以操纵你的决策过程、抓住你的钱袋子、攫取你的注意力和忠诚度……最关键的是，我们正在失去对自我意识和自我价值的把握——我们的特性受到了信息洪流的冲击，这些信息告诉我们，我们应该是什么样子，应该有何种感觉，应该去追求什么。这一切让我们感到无力。现在，是时候与我们大脑中的高级神经中枢恢复连接了！

你的思想和决定正处于危险之中，因为它们具有商业价值——会

转化为企业的利润。

　　人类的大脑是一份不可思议的馈赠，似乎有着无限的复杂性和能力。人类的特别之处在于我们大脑中那大得不成比例的前额叶皮质，它位于头骨前部，约占大脑皮质的 1/3——这是大脑中最新进化出来的部分，由大脑灰质组成，其周围包裹着大脑深层白质。前额叶皮质被认为具有更高级的脑功能，如我们规划未来、表达同情心、换位思考、做出深思熟虑的决定，以及引导积极的社交行为的能力——基本上涉及让我们成为人的一切。（相比之下，黑猩猩的前额叶皮质仅占其大脑皮质的 17%，而狗的这一占比仅为 13%。）前额叶皮质能协调我们的思想和行动，从而帮助我们实现既定目标，从简单的目标，如做饭，到复杂的任务，如写一本书。前额叶皮质所执行的这些活动的功能被称为"执行功能"。执行功能包括区分冲突观念的能力，辨别是非、权衡利弊、比较异同的能力，推断当前活动对未来所产生影响的能力，朝着一个明确的目标努力的能力，根据经验预测行动结果的能力，以及社交"控制"的能力（即抑制冲动的能力，若不加控制，就会在社交上造成严重的后果）。目前，关于执行功能的学术研究正处于爆发式增长中。许多我们可控的环境因素确实可以影响前额叶皮质的健康和功能，并最终影响我们的行为和福祉。

　　遗憾的是，现代生活中的许多方面都在千方百计地阻止我们的大脑充分利用前额叶皮质。而且，我们发现我们的行为是由冲动、恐惧以及对即时满足的需求所驱动的，这些都是因为对杏仁核（大脑的情绪中枢）的过度激活以及对大脑奖赏回路的持续刺激所引发的（在后面的章节中将详细介绍）。

　　我们有办法摆脱这种混乱。在本书中，我们将揭示改善你的饮食和睡眠习惯、亲近大自然、培养运动习惯、理性消费、正念练习和增进人际交往将如何影响你与自己大脑的关系，并帮助你重新连接前额叶皮质，逐步打造出一个更强大的大脑（见图 1-2），从而引导你更好地做出决策，最终塑造一个更优秀的你。

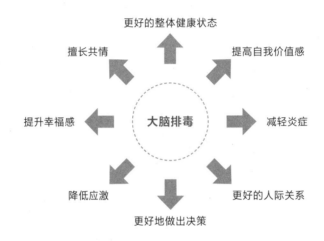

图 1-2　大脑排毒的 8 个益处

发生在餐盘里的"生物战争"

加工食品制造商声称是他们让我们过上了我们想要的生活，让我们可以有更多时间投入工作，不用再做厨房的奴隶。但他们赖以推动这场社会变革的物质是盐、糖和脂肪，这些可不是什么营养物质，而是一种武器——一种旨在帮助他们打败竞争对手，诱使我们吃得更多的商业武器。

——迈克尔·莫斯（Michael Moss），《盐糖脂：食品巨头是如何操纵我们的》（*Salt Sugar Fat: How the Food Giants Hooked Us*）

要想了解我们的成瘾程度，最快的方法是想一想发生在我们餐盘里的"生物战争"。我们都乐于接受"健康食品店"这个理念，但这无疑引出了一个问题：那其他食品店在卖什么？

从营养学的角度来看，我们对食物的重新定义歪曲了"食物"这个词的真正含义，并且使我们成为这一定义的奴隶。在过去的一万年里，我们的饮食经历了一个惊人的转变。食物作为营养物质这一观念已经逐渐消失。我们消费着高能量、低营养的食品和饮料，这对我们的健康，特别是大脑健康造成了破坏。过剩的卡路里将我们的身体拖进了原本可预防的慢性疾病的漩涡，包括肥胖症、高血压、心脏病、糖尿病和癌症，而且这些疾病会导致早逝。塔夫茨大学弗里德曼营养科学与政策学院的研究表明，在美国，不良的饮食习惯每天导致近千人死于心脏病、中风或糖尿病。最糟糕的是什么？摄入缺乏营养的食物会迫使身体和大脑陷入一个持久的恶性循环，使我们不断地渴望摄入更多缺乏营养的食物，使大脑的结构变得更糟糕。这种饮食习惯的代价越来越高：2016 年，由肥胖导致的慢性疾病造成的直接或间接成本为 1.72 万亿美元，这几乎是美国国内生产总值的 10%。

遗憾的是，任何因过度摄入热量而造成体重增加的人都被认为是失败者——而不是首先被视为造成这种病理状态的有毒、成瘾系统的受害者。如果你一直在与自己的体重做斗争，请注意，你和你的意志力一直处于不利的地位。这不是你的错。在第 7 章中，我们将揭示为什么已经被剥夺了一切有益于健康物质的现代食物变得如此令人上瘾且诱人。这种上瘾所造成的影响与对海洛因和可卡因上瘾并没有什么不同。我们可以发现，阿片类药物危机和肥胖症流行有诸多相似之处。对止痛药的渴望与对糖的渴望其实是一样的。糖、超加工食品和肥胖每天都在被妖魔化，但或许对你来说不存在此类问题。也许你的饮食状况相当不错，你并不认为自己是一个垃圾食品上瘾者，且保持着健康的体重。但本书的读者总有某些方面做得不错，某些方面存在问题。比如，你可能因缺乏睡眠和疏于同家人交流而影响了健康，并引发了失联综合征；或者你是一个工作狂，多年来从未离开喧嚣的城市去感受大自然；或者你受到电子设备的束缚，并且知道自己可以暂时远离社交媒体。本书中的某些指导将对你有所启发。我们将为你提供很多策略，来使这些指导与你的生活相适应——可以说，这些方法能让你换个活法。

BRAIN
WASH
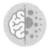

换个活法

　　戴维：在我接受神经外科训练的第一年里，我收获了很多人生教训。那是 20 世纪 80 年代中期，那时我们的工作强度非常高，通常好几个星期连续工作 36 小时再休息 12 小时。说我没有得到足够的恢复性睡眠已经算是轻描淡写了。睡眠匮乏、工作压力大，无疑让我的健康遭到了严重破坏。由于几乎没有时间保证高质量饮食，我很快就生病了。在那一年里，我遭遇的第一个健康问题就是食管炎，这种食道炎症导致我吞咽甚至喝水都变得异常痛苦。接下来是痢疾，一种以高烧和腹泻为特征的严重疾病。当时，我全身脱水非常严重，以至于多日接受输液治疗，而当我开始康复时，我又得了水痘。

　　那时，我开始考虑改行。此后不久，一天晚上，我在父母家吃晚饭时，又得了一场病。当时我们正在吃饭，我越来越难

受，随后就出现了剧烈的疼痛——特别是我的睾丸。我从来
没有这么疼过，哪怕在接触式运动中我也未曾体验过这种痛
苦——已经远远超过了我所经历过的任何痛苦，所以我和父母
决定去急诊室。就是那次，我被诊断出患有流行性腮腺炎，一
种可能会导致不育的疾病。

　　回顾过去，毋庸置疑，我知道由于睡眠匮乏、慢性应激、
不良饮食以及几乎完全没有接触大自然，我的健康受到了严重
的损害。虽然我并没有通过接受血液检测来评估自己体内的炎
症水平，但毫无疑问，指标一定会非常高。幸运的是，我非常
清楚我需要做出改变。我决定从神经外科转向神经内科，在新
的专业领域，我可以更加自主地支配我的时间和生活。我确信
这个简单的决定救了我。虽然我是被多种不良生活方式共同拖
垮的，但根据我多年来的经验教训可知，让一个人生病，远不
需要那么多不良生活方式共同起作用。不良饮食、睡眠匮乏、
持续应激，其中任何一个，都足以致命。

　　即使在我们面临严峻挑战和挫折的日子里，或者当我们经历沮丧
和损失时，我们依然可以怀着乐观和满足去生活。虽然沮丧和快乐并
不相互排斥，但我们无法在冲动、孤独、自恋、冷漠的同时感受到真
正的快乐，因为这些描述无法同时存在。它们让我们陷入失联状态，
也让我们罹患疾病。现代社会的健康问题远非教科书上那些关于个体
健康的概念所能涵盖。真正的健康是一种超越任何特定诊断的充满活
力的身心状态。这种健康的状态需要通过我们与自己、与他人以及这
个世界的深度连接才能达到。为了实现这一目标，我们需要仔细观察
一个关键角色：大脑。

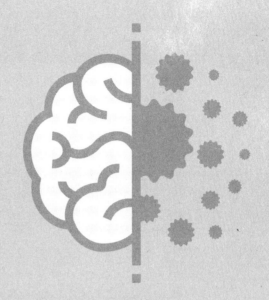

BRAIN
WASH

Detox Your Mind for Clearer Thinking,
Deeper Relationships, and Lasting Happiness

第 2 章

紧紧相连的神经元
大脑如何被你的生活方式所塑造

◎ 是什么驱动着你的快乐、愤怒、幸福、饥饿、情欲和渴望等种种感觉?

◎ 为什么你使用大脑的方式,能够动态地塑造你的大脑,进而塑造你的未来?

◎ 我们有三个独立的脑,它们如何分工?

过上幸福的生活所需要的东西其实很少，一切取决于你的内心，取决于你的思维方式。

——马可·奥勒留（Marcus Aurelius）

罗马帝国五贤帝最后一位皇帝，著名政治家、哲学家

我们的大脑能在一秒钟内发出数量惊人的信号，并以每小时 430 千米的速度通过神经元传递基本信息。神经元是组成神经系统的基本细胞，通过化学物质和电脉冲发送和接收信息。与我们缓慢跳动的心脏相比，神经元的发射速度惊人。当我们停下来深入了解人类的大脑时，就会发现它真的很神奇，这个仅有 1.3 千克重的封闭器官所包含连接的数量比已知星系中的恒星还要多。大脑创造了我们全部的生命体验，不断帮助我们理解这个纷繁复杂、变幻莫测的世界，并在我们意识到要做出决策之前就已经为我们做出了决策。面对无数挑战，包括真正危及我们生存在内的各种挑战，我们精密的大脑让我们能够在这个星球上生生不息。

当代生活如何劫持我们的大脑

在现代化国家，我们已经消除了制约人类基本需求的大部分障碍，以及潜在的危及生命的危险。从理论上讲，这让我们能够专注于追寻意义、保持快乐以及维持长久的健康。但正如我们在第 1 章中所了解到的那样，我们面临着孤独、抑郁、焦虑、成瘾和慢性、可预防疾病的流行。这种糟糕的状况之所以出现，是因为当代生活的各个方面劫持了大脑早已建立起的种种运作机制，而这些机制让我们能够在数百万年中生存下来。这种精神绑架使我们不断地渴望获得即时满足，并处于一种永久的、不必要的应激、恐惧和不满足的状态之中。正如我们在第 1 章中所讨论过的，我们将其称为失联综合征。接下来，我们会向你呈现在大脑回路层面上这是如何发生的，进而教你收回控制权的方法，这样你就可以活得更充实、更快乐、更投入。

毫无疑问，你的日常生活是由你醒着时的经历和与他人的互动所决定的。所有在这些时刻发生的事都需要经过大脑处理，你才能理解。大脑中的 1 000 多亿个神经元能够通过使用神经递质来实现这一点。神经递质是一种化学信号分子，可以在大脑中传递信息。激素也能改变这些信息，它是影响大脑和身体其他部分的另一类化学信使。总的来说，由神经递质和激素共同作用，驱动着快乐、愤怒、幸福、饥饿、情欲和渴望等种种感觉。这些分子完全受到以下因素的影响：你的饮食、睡眠、运动以及你与周围环境和他人的互动。它们也会受到你的应激水平、感激之情以及你对他人的共情和同情的影响。任何信号通路，无论是在大脑还是身体其他部位，一旦出现问题或发生某种失衡，你的健康甚至行为都会受到影响。接下来我们描述一下这一生理特性——直接聚焦于人体的指挥中心：大脑。

思维方式决定大脑如何组织

大脑是一个电学奇迹。电信号每时每刻都在神经元中快速传导，使信息在脑细胞之间传递。当电信号到达神经元的末端时，一种叫作神经递质的化学信使被释放到连接神经元的微小间隙中，这种接触结构称为突触。这些间隙是神经元之间进行持续交流的复杂区域，交流的强度决定了神经元连接的紧密程度。常见的神经递质包括多巴胺、血清素、肾上腺素、去甲肾上腺素和内啡肽。

每个神经元可以与邻近的脑细胞形成数千个连接，这让一个典型的人类大脑拥有数万亿个突触。神经递质在邻近的脑细胞中被树突接收，然后树突将神经递质转化为电信号，把信息传递下去。这种复杂的连接使得神经元能够相互交流，并产生诸如思考、感觉和运动等神奇的生物机制。

我们有生之年所经历的最具启发性的发现之一是，大脑是可塑的，这意味着在一个人的一生中，大脑可以通过形成新的神经连接来进行自我重组，意味着你现在就可以改变你大脑的连接。正如神经学界认为，一起放电的神经元会连接在一起，即当一个脑细胞向另一个脑细胞发出信号时，二者之间的连接就会增强。它们之间发送的信号越多，连接就越稳固。每当你体验新事物时，你的大脑就会轻微地重新连接以适应新体验。你进行某项活动越多，执行该活动所需的连接就越牢固、越有支配力。简单地说，你做得越多，做的就越多（the more you do something, the more you do something. ）。无论这件事对你是好是坏，皆是如此。

　　事实上，你使用大脑的方式决定了你的大脑是如何组织的。当你学习或体验生活时，神经元之间的连接就会被改变。新的连接会产生，而未使用过的连接会逐渐消失。如此一来，我们就打造了一个更高效的大脑。大脑不断地、动态地在结构上和功能上塑造和重塑自身，以应对生活、学习，甚至身体上的损伤。我的好朋友迈克尔·梅策尼希（Michael Merzenich）博士是一位神经科学家，也是一位大脑可塑性研究领域的先驱，在沙龙·贝格利（Sharon Begley）的《训练你的思维，改变你的大脑》（*Train Your Mind, Change Your Brain*）一书中完美地阐释了这一点："经验结合注意力会引起神经系统结构和未来功能有形的变化。这给出了一个明确的生理学事实……每时每刻，我们都在选择和塑造着不断变化的思维运作方式。毫无疑问，我们选择了自己下一刻的样子，这些选择将在我们的身体上留下有形的痕迹。"

　　梅策尼希博士对可塑性的描述是一个关键点，因为这意味着神经可塑性，即大脑形成和组织突触连接的能力，既可能对我们有利，也可能对我们不利。也就是说，如果我们选择进行那些不断被负面情绪轰炸或引发恐惧感的活动，我们的大脑就会重新连接起来，对这种由负面情绪和恐惧驱动的状态做出反应。

　　你一定想知道大脑是如何增强和保护这种连接的，其实这主要是借助一种名为脑源性神经营养因子（BDNF）的蛋白质。在大脑中，脑源性神经营养因子在突触连接处很活跃。科学界对这种蛋白质的大部分了解源于研究缺乏这种蛋白质的人。例如，研究表明，阿尔茨海默病患者的脑源性神经营养因子水平会降低。戴尔·布里德森（Dale Bredesen）博士是世界著名的神经退行性疾病专家。他指出，这种疾病的主要特征是脑细胞之间失去了连接（突触）。我们会把这些点串联起来，这样你就可以看到失联综合征何以能成为阿尔茨海默病等疾病发展的一个因素。事实上，防止认知功能下降非常符合本书的核心前提，即在人的一生中保持和提升价值、快乐和健康。优化大脑健康以维持我们的思维和智力水平至关重要：这是大脑排毒计划的目标。

鉴于此，科学家们正在努力寻找增加大脑中脑源性神经营养因子的方法。事实证明，我们对生活方式的选择对于这一点有很大的影响。根据从过去的经验中学到的知识和对未来潜在结果的预期，针对像前额叶皮质这样的关键区域，你可以利用这一惊人的信息在你的大脑中形成新的连接，帮助你做出明智的决策。大脑排毒计划将包括增加脑源性神经营养因子的策略，这样你就可以改变你的大脑。

我们的三个独立的脑

大脑不仅是一个电学奇迹，还是一个进化奇迹。你可以认为自己有三个独立的脑，每个脑都反映了人类进化的不同阶段。目前，科学界公认的大脑活动模型较为复杂，而简洁的三脑模型有助于我们的讨论。

本能脑

我们的第一个也是最古老的脑可以追溯到史前爬行动物时代（例如恐龙时代）。现代爬行动物和鸟类也具有这部分脑。对人类而言，大脑中的这一部分位于脑干中。本能脑有着非常基础但至关重要的功能，并从整个身体接收直接输入的信息。例如，脑干参与调节我们的心跳、呼吸、血压、血液循环、消化以及战斗或逃跑反应。这部分大脑的突出之处在于它的反应完全是本能和自动的。它对我们的生存至关重要，不需要我们思考或感知就能运作。

情绪脑

直到我们进化成哺乳动物，大脑才进入下一个发展阶段——情绪脑形成。情绪脑位于脑干的顶部，接收来自它下面的本能脑的信息输入。

情绪脑根据感觉输入产生情绪。和脑干一样，情绪脑的反应也是自动的，而且经常是本能反应——没有经过有意识的分析、思考或理解。这些反应源于保护和生存的需要。在情绪脑中，我们发现了诸如饥饿、疼痛、困倦、愤怒、恐惧与快乐等原始体验的生理和情感基础。

情绪脑之所以如此重要，是因为它与神经递质多巴胺以及大脑中"天然的阿片剂"内啡肽的释放有关。关于这些重要化学信使的更多信息将在第 3 章中介绍。多巴胺的众多功能之一是它强烈影响我们的"奖赏回路"和行为，包括我们的习惯和成瘾。奖赏回路是大脑控制我们对诸如食物、性和社交互动之类奖赏反应的通路。正如我们即将看到的，在我们对即时满足的不断需求以及在成瘾的发展中，多巴胺起着核心作用。产生愉悦感的化学物质，比如作用于人体阿片受体的内啡肽，也参与其中。当我们经历一些触发奖赏回路的事情时，这些大脑化学物质会影响大脑和身体，去继续寻找任何能产生愉悦感的刺激。

情绪脑并不是一个单一的结构。科学家们一直对情绪脑的具体组成部分存在争议，但多数描述包括杏仁核、海马、丘脑、下丘脑和扣带回。所有这些组成部分共同控制大脑中一些最重要的运作机制。你不需要了解所有结构，甚至不需要了解这些结构在科学上相互合作的具体方式。为了达到我们的讨论目的，我们会简化你要了解的内容，聚焦于大脑边缘那个已经受到大量关注的区域：杏仁核。

几十年来，杏仁核一直是许多研究的对象。当所研究的动物的杏仁核被科学家故意破坏时，这些动物就丧失了攻击行为，同时也丧失了对恐惧做出正常反应的能力，它们变得无所畏惧。虽然这种在猴子身上进行的相关研究可以追溯到几十年前，但直到最近我们才在人类身上记录了类似的发现。2010年，一个不寻常的人类病例让科学家们证实了杏仁核的缺失会对行为产生影响。患者是一名44岁的女性，为了保护她的隐私，我们称她为患者S。她患上了一种罕见的疾病，该疾病导致其杏仁核位置的脑组织缺失。她不仅不会对蛇和蜘蛛等生物产生恐惧，还会毫无顾虑地将自己的生命置于危险之中。有一次，她晚上一个人穿过公园，被一名持刀歹徒袭击。第二天，她又从同一个公园穿过。世界著名的登山者亚历克斯·杭诺尔德（Alex Honnold）获得奥斯卡奖的纪录片《徒手攀岩》（Free Solo）记录了他在不依靠绳索的情况下独自爬上约塞米蒂国家公园半穹顶的经历。他将自己的无畏部分归功于他的大脑的运作方式。原来他的杏仁核不能正常激活。在他寻求刺激的冒险中，他的杏仁核仍然保持相对平静的状态，而在此期间，他很有可能面临死亡的威胁。而正常运作的杏仁核很可能使他远离那些危险的岩壁。

杏仁核是威胁—响应和威胁—解释系统的控制中心。它会调节我们对威胁事件的记忆，无论这些威胁是真实存在的还是感知到的。需要说明的是，情绪脑的海马是主要的记忆中枢，但附近的杏仁核也参与其中：这些大脑结构在情绪事件发生后被激活，并在记忆巩固的过程中相互"交谈"。总的来说，不管记忆是否会引发强烈的情绪，它们都与前额叶皮质有关。海马和前额叶皮质之间的相互作用支持新记忆被吸收到先前存在的知识网络中，最终为记忆巩固以及后来的检索提供基础。

杏仁核有助于记录真实存在的或感知到的威胁，以及其他充满情绪的经历，以便我们在未来能够识别类似的事件。举个例子，当你开车发现路上有一个很大的物体时，你会踩刹车。在这种情况下，我们依赖于一个即时的、自动的反应，而不需要有意识地做出决策。这种反应是我们生存本能的一部分。

BRAIN
WASH

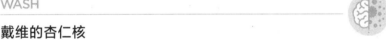

戴维的杏仁核

　　几年前，我学到了重要的一课。当时我和妻子刚在好市多超市选完东西，于是我们推着购物车排在等待结账的队伍里，眼看就要结账离开了。我的妻子突然想到她忘了买一件东西，于是她跑去拿，留下我继续排队。当她回来的时候，尽管事实上收银员还没有准备好为我们结账，但她离开队伍这一事实一定违反了在我们后面等候的那个男人心中的某种规则。他看了看我，说了很多表示不满的话。我没有理会他。
　　随后他便把矛头从我身上转移到了我妻子身上。他对她进行指责的样子，立即让我的大脑中理性以及深思熟虑的回应部分失联。当我走近他时，我完全处于攻击状态。老天保佑，他一定察觉到了。他立刻举起双手，退了回去。幸运的是，我重新控制住了自己，气氛得到了缓和。那天在开车回家的路上，我想了很多。

由于杏仁核与情绪的关系密切，人们可能会认为，由发育问题、神经递质失衡或结构损伤引起的杏仁核功能异常可能与抑郁症、创伤后应激障碍、恐惧症、焦虑症和冲动行为等有关，事实上的确如此。但同样重要的是，即使在健康的大脑中，杏仁核回路也可以被侵入或改变。当这一回路被篡改时，大麻烦就会随之而来。

例如，焦虑是一种基于杏仁核的对某些事情的反应，这些事情在人们以往的经历中被认为是危险的。当杏仁核发出危险信号时，即使事实上并不存在这种危险，人们内心也会产生恐慌。杏仁核不仅仅在心理健康问题上发挥作用。我们会向你展示大脑中这一部分的过度激活将如何影响你做出正确决策和控制情绪的能力。最重要的是，我们会向你展示如何驯服你的杏仁核，让你重新掌控自己的生活。

杏仁核是影响情绪、冲动和奖赏的核心。杏仁核过度活跃是导致我们陷入当前社交困境的一个重要因素。但大脑并不是一堆孤立的零件和功能的集合。杏仁核驱使我们对恐惧诱发的事件做出反应，并记忆这些事件，它与大脑中的其他区域，包括前额叶皮质协同工作。

新皮质

在距离我们最近的进化阶段，也就是进化的第三阶段，哺乳动物情绪脑的顶部发展出了大脑的一个新的组成部分——新皮质。当你想象大脑的样子时，你可能会看到许多褶皱，这些就是大脑皮质。褶皱越多，大脑的表面积就越大，它的能力也就越强。正是大脑的这个部分赋予了我们高度的推理能力——进行分析性和逻辑性思考、解决问题、规划未来以及抽象思考的能力。这是大脑中进化程度最高的部分，它调节并努力控制更古老、更原始大脑的冲动。

新皮质的出现为我们提供了情绪脑所需的平衡，给了我们一套惊人的新的生存技能。新皮质具有深思性、沉思性和条理性。前额叶皮质是新皮质的关键组成部分，其复杂性是人类所独有的。它约占大脑总体积的 10%，而且正如我们前面提到的，它约占据整个新皮质的1/3。就像首席执行官指挥着众多员工进行业务操作一样，在他的监督下，前额叶皮质努力为传入的信息寻找最佳的可能反应。它使我们能够深思熟虑，而不是立即对情况做出反应，与易做出反应的杏仁核的功能正好相反。这一过程限定了执行功能。

杏仁核和前额叶皮质一直处于交流之中（见图 2-1）。这两个区域之间的连接影响着我们的行为以及我们调节冲动和情绪的能力。当交流活动过于失衡，杏仁核的原始反应不受控制地占据主导地位时，麻烦就会出现。例如，科学家们发现焦虑跟杏仁核和前额叶皮质之间的连接微弱有关。没有前额叶皮质的监督，就像房间里没有大人，情绪不成熟的孩子会恣意妄为，无视规则、纪律和边界。

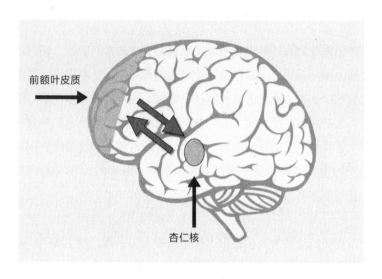

前额叶皮质

杏仁核

图 2-1　杏仁核与前额叶皮质的交流

研究表明，由于现代生活中所特有的慢性应激和睡眠不足，杏仁核和前额叶皮质之间的连接正在遭受蓄意破坏。对人体有害的电子产品暴露、远离大自然和不良饮食只会加剧这个问题。这不仅威胁着我们个人，也威胁着整个地球的健康。我们很快就会看到，前额叶皮质相对不活跃的人相较于其他人，可能更不关心地球的健康。

简单地说，从他们对待其他人到他们对待环境的方式可以看出，他们彻头彻尾是自私的。当我们能够在做决策时积极地使用我们的前额叶皮质，我们就能成为更具同情心和更能与他人共情的人。这一点非常重要，并为生活模式的转变提供了机会。

对前额叶皮质疏于使用，是人类生存最大的威胁。

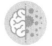

菲尼亚斯·盖奇（Phineas Gage）案例

　　菲尼亚斯·盖奇案例已经成为神经病学、心理学和神经科学课程中一个经典案例。他的故事是如此有说服力，以至于在许多非专业领域也广为流传。尽管你可能听说过他，但我们还是想告诉你他的故事中很少被强调的一部分。这一部分与本书的主题和神经可塑性的力量息息相关。首先，快速回顾一下盖奇先生的一生。

　　盖奇先生是一名铁路施工队的工头。在一次岩石爆破作业中，他遭遇了一场可怕的事故，一根大铁棍刺穿了他的头部。铁棍刚好从他的左颧骨下面刺入，然后从他的左头盖骨顶部刺出（见图 2-2）。

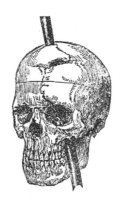

图 2-2　铁棍穿过头部路径的复原图

　　事故发生 30 分钟后，一位名叫爱德华·威廉姆斯（Edward

Williams）的医生看到了他。威廉姆斯医生这样描述他与盖奇先生的相遇：

> "当我驾车过去的时候，他说：'医生，这里麻烦不小，估计你得处理一阵了。'下马车之前，我首先注意到他头部的伤口，大脑的脉动非常明显，头顶看起来有点儿像一个倒置的漏斗……整个伤口看起来好像一根楔子自下而上刺穿了头部。在我检查伤口的时候，盖奇先生正在向旁观者讲述他怎么受的伤……大约在这个时候，他站起来呕吐……呕吐的力量压出了大约半茶杯的脑浆（通过头骨顶部的伤口），掉在地板上。"

令人难以置信的是，尽管这件事发生在 19 世纪中期，但盖奇先生还是活了下来，并且又活了将近 13 年之久。关于这件事如何影响人们对大脑功能，尤其是与性格关系的理解，这一点变得如此具有启发性，并且仍然具有启发性。事故发生后，盖奇先生的前额叶皮质受到了严重的创伤，他的性格也被彻底改变了。据记载，在受伤前，他一直是一个正直、情绪稳定的人，但在受伤后不久，他就变得顽固、急躁、粗鲁、缺乏同情心。约翰·马丁·哈洛（John Martyn Harlow）医生在盖奇受伤后照顾他，据他说：

> "可以说，他的心智能力和动物习性之间的平衡或均衡似乎已经被破坏。他变得无礼、放纵且粗暴（但他从前不是这样的）；他不再尊重他的同事，对违背他意愿的规定或者建议表现得非常不耐烦，时而顽固不化，时而反复无常。他为未来的行动制订了许多计划，但经常还没真正实施就放弃了。他的心智水平和行为表现就像个儿童，但他同时又有一个成年男性动

物般的激情。在他受伤以前，尽管他并没有受过多少教育，但沉着、理性，认识他的人都认为他是一个精明且聪明的商人，能精力充沛、坚持不懈地执行自己的所有行动计划。他的头脑在这些方面发生了根本性的变化，他的朋友和熟人都表示'他不再是原来那个盖奇了'。"

这个故事常常用来说明杏仁核与前额叶皮质的独特功能属性。由于盖奇先生的前额叶皮质因受伤而破损，他从一个性情平和的绅士变成了一个无礼且冲动的人。没有了来自前额叶皮质镇静而理性的帮助，他的杏仁核可以不受抑制地激活。

不过，这个故事中还有一部分鲜为人知，却极富启发性和深远意义。受伤后，盖奇先生在智利做了多年的驿车司机。据记载，在之后的生活中，他恢复了一些社交礼仪。这清楚地表明，大脑可以在合适的环境中恢复和改变——足以证明神经可塑性的力量。尽管遭受了创伤性损伤，盖奇似乎还是能够重新建立与前额叶皮质的连接。他并没有死于暴怒，也没有因为一时冲动而从桥上跳下去。他是在一系列的癫痫症状发作后去世的，这很可能是其脑部损伤的长期影响之一。如今，穿过他头部的铁棍在哈佛医学院沃伦解剖博物馆展出。

盖奇的故事令人印象深刻，但从这个离奇的故事中，我们可以找到它与现代生活的相似之处。像盖奇因为脑部损伤而与他的前额叶皮质失联一样，我们也变得与前额叶皮质失联，后面我们将详细探讨这一点。好消息是，我们可以像盖奇一样，通过重新连接、恢复、再训练及在神经可塑性的作用下再次加强这种连接。我们可以"清洗"伤口，实现恢复。

虽然对盖奇的观察没有借助现代科技，但这些观察还是让我们对大脑有了一个全新的认识。如今我们可以使用许多先进手段来研究大脑。事实上，一个全新的研究领域正在兴起，希望研究或者说利用前额叶皮质的力量。奇妙的新研究表明，当在人脑的特定区域有非侵入性的低能量电流通过时［技术上称之为经颅直流电刺激（tDCS）］，大脑的功能几乎立即发生变化，自我调节能力得到改善［注意：这种形式的治疗使用低电流，与电休克疗法（ECT）完全不同。］。2019年，来自牛津大学、哈佛医学院和加州大学伯克利分校的全球研究团队进行了一项研究，并将研究结果发表在《美国医学会杂志》（*The Journal of the American Medical Association*）上。在这项研究中，一组患有焦虑症的女性接受了一次对其前额叶皮质的电刺激。结果显示，杏仁核的恐惧信号下降了，而她们的注意控制增强了。

注意控制指的是集中注意力和选择忽略什么的能力。这项研究表明，增强前额叶皮质的活动最终有助于管理对感知到的威胁的反应。简言之，这个世界变得不那么可怕了，我们也不那么过激了——尤其是在没有必要过度反应的时候。在 2019 年对脑刺激研究的综述中，科学家们表示："自我调节使人们能够以一种有目的的方式指导他们的思想、感觉和行为。自我调节对于目标导向的行为至关重要，并与生活中的许多重要结果有关，包括身心健康、幸福感、道德决策和牢固的人际关系。刺激前额叶皮质，通过改变前额叶皮质与那些参与情绪和奖赏处理的皮质下区域（也就是杏仁核和奖赏系统）之间的活动平衡，叫以促进成功的自我调节。"

这类研究可能会有非常好的临床应用。例如，对患有焦虑症的人采用这种无创、非药物的疗法，不仅可以控制他们的病情，还可以改善他们大脑中的某些部分，使他们能够更好地集中注意力，做出正确的决策，并能更积极地看待世界。目前，这种电刺激的有效性和安全性尚在评估之中。然而重要的是，对前额叶皮质的激活是改善你的生活的强大力量。实现这一点可能是我们每个人都能控制的事情。

生命早期应激

　　虽然我们不想故意破坏人类杏仁核—前额叶皮质的连接，但我们已经从生命早期应激的受害者那里获得了重要的认识。在 2018 年的一项研究中，来自宾夕法尼亚大学和麻省理工学院等高校的研究人员研究了童年不幸对大脑的影响，即家庭成员死亡、父母冲突或重大意外可能会影响杏仁核和前额叶皮质之间的连接，以及这种连接的损伤可能与攻击行为和注意力问题等的关联方式。儿童时期的应激状况是心理健康障碍的一个明显的风险因素，研究人员想确定杏仁核—前额叶皮质的连接受损是否能解释这种风险。在他们的研究中，研究人员对 79 名 4 ～ 7 岁的儿童进行了核磁共振扫描，使用问卷调查来评估是否存在应激性生活事件、攻击性行为、注意力问题、焦虑症和抑郁症。这项研究的结果很有说服力。首先，他们证明了暴露在应激性生活事件中与杏仁核—前额叶皮质连接微弱之间显著相关。此外，这种应激暴露与攻击性行为、注意力问题以及"心理健康状况较差的症状"的增加密切相关。在一项重要的观察中，研究人员指出，他们的发现与那些在年龄较大的儿童和青少年身上看到的状况相似。他们总结道："我们的研究结果表明，幼儿的杏仁核功能连接异常可能是情绪调节能力差的潜在风险标志，并可能在以后的生活中表现为临床上相关的症状。"

慢性应激对前额叶皮质有着强大的影响，且这种影响不仅仅源于童年创伤。其他类型的应激源会削弱杏仁核与前额叶皮质的连接，甚至会损害前额叶皮质本身，让杏仁核不受控制地发挥作用。

了解前额叶皮质和杏仁核是我们解决现代生活的影响因素如何改变我们的健康和幸福这一问题的关键。在接下来的章节中，我们将告诉你如何使用这些信息来激活你的前额叶皮质，并驯服杏仁核。不过在此之前，我们需要解释一下失联综合征如何影响我们的大脑连接，以及影响潜在的化学信息传递和奖赏系统。

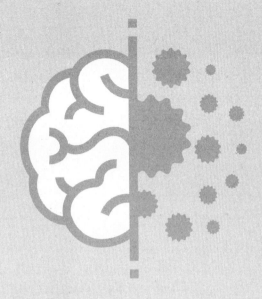

BRAIN WASH

Detox Your Mind for Clearer Thinking,
Deeper Relationships, and Lasting Happiness

第3章

大脑的高潮与低谷

大脑如何寻求快乐、逃避痛苦

◎ 当你吃下一大口冰激凌时，大脑中发生了哪些环环相扣的效应促使你再吃一口？

◎ 为什么我们在应激状态下会变得冲动、不理智，决策能力也会变得更差？

◎ 如果你的一天也是这样度过的，那么大脑已经受到严重伤害……

切勿贪图享乐，当心背后的圈套。

——托马斯·杰斐逊（Thomas Jefferson）

美国历史上第三任总统

大脑如何对体验做出反应

如果你能穿越时空，回到农业尚未出现的 12 000 年前，询问当时的人类最近体验到的天然之乐，你可能会听到的回答是性，或者一场盛大的狩猎和随之而来的篝火盛会。

虽然你的祖先当时并不知道如何表达这种现象，但他们会告诉你他们体内有某种机制被激活了，这种机制被贴切地称为奖赏回路。奖赏的确带来了快乐。奖赏是对间断刺激（discrete stimuli）的回应，为我们提供了兴奋和愉悦。我们的这一生理特性对于我们的进化至关重要。奖赏机制能促进维持生命的活动，如寻找食物和水、为繁衍后代而发生性行为、照料新生婴儿等，这是确保智人数万年来得以存活下来的关键。目前的前沿研究对这种大脑的固有机制有了更好的解释。然而，这也意味着人们越来越善于利用这种大脑机制。

现在你已经对大脑的新旧生理特性有了一定了解，那么让我们更深入地了解一下大脑的化学成分，从而搞清楚你是如何对那些让自己萎靡不振的东西上瘾的。

多巴胺主导下的奖赏系统

你的大脑会以一种统一的、精心设计的方式对任何愉快的体验做出反应。大脑遵循的是一个很久以前就被写进人体操作系统的脚本。神经递质多巴胺从腹侧被盖区（VTA）这一小丛位于大脑中部的神经元里释放出来，再从那里扩散到大脑的不同区域，进入杏仁核和海马这两个深度参与情绪和记忆形成的脑组织。但我们要讨论的重点是多巴胺会进入奖赏回路中的另一个重要组织——伏隔核，这是一组直接与快乐体验相关的神经元。多巴胺还进入了前额叶皮质，如你所知，这个脑组织有助于提升注意力和计划性。当你感受到一个触发奖赏回路的刺激时，多巴胺得到释放，引起一连串的化学信号传递，然后大脑告诉身体要继续获得奖赏，并记住再做一次。这个奖赏系统很复杂，但我们会尽量简化。

多巴胺是奖赏系统的一个关键组成部分。不管你听说过什么，科学界的共识是多巴胺并不创造愉悦感。相反，多巴胺的升高似乎会产生一种强烈的渴求感。换句话说，一些奖赏激活的是内源性阿片肽（EOPs），这种物质就像吗啡一样能给人带来愉悦感。这种物质是大脑的天然阿片剂。对于奖赏回路，有一点特别值得注意，即这一回路很容易被一些诸如赌博、购物之类的活动过度激活。

当这种情况发生时，多巴胺系统就会发生不利的改变，失去平衡，诱发渴求，最终导致成瘾行为。当然，不同的刺激以不同的方式，在不同程度上激活奖赏回路。例如，海洛因和可卡因等毒品比其他毒品造成的依赖性更大，因为它们更强烈地激活着奖赏回路。

海马、杏仁核、前额叶皮质和伏隔核都有多巴胺受体。正如你可能猜到的那样，多巴胺对大脑的这些部分的影响是不同的。虽然科学家们正在努力拼凑出其确切的工作原理，但这里有一个简化的方法来观察你的大脑中可能发生的事情：当你的杏仁核将某种体验识别为积极体验时，你的海马就会将该体验存储到记忆中，以便这种体验能够重复获得。同时，随着多巴胺水平的上升，你的伏隔核就会活跃起来，并促使你继续做你正在做的事情。举个例子，比如你吃了一大勺冰激凌，好吃极了。你的杏仁核注意到吃冰激凌让你感觉很快乐，而你的海马记录了你为获得冰激凌所做的事情，这样一来，你就会记住如何再次获得冰激凌，而你的伏隔核会促使你再吃一口。同时，你的前额叶皮质会帮助你专注于吃完冰激凌。这样，奖赏回路会一直运转下去。

边际效用递减规律

当奖赏回路被持续激活，多巴胺不断增加时，最终我们还要应对边际效用递减规律。这就是为什么毒品会带来严重的问题。例如，最容易上瘾的毒品会刺激脑细胞释放大量多巴胺及其他能诱发愉悦感的化学物质。为了平衡这种状况，大脑就会反过来抑制多巴胺的产生，并减少可与之结合的受体的数量。最后造成的结果是，下次摄入相同剂量的同类毒品时，带来的愉悦感就没那么强了，因为使用者已经对它产生了耐受性。这也导致吸毒者不断增大毒品的摄入剂量。随着大脑不断适应这些毒品，大脑中负责判断和记忆的区域也会发生改变。这种固有的联系使寻求毒品的行为成为一种习惯，为上瘾创造了条件。

但是今天的毒品不仅仅是阿片类药物或酒精之类典型的上瘾物质。任何反复过度激活这种神经回路的物质都会改变大脑，并导致严重的后果。正如我们所知，人们渴望的行为并不全是有益的。当我们时刻在寻求愉悦，追求即时满足，并按下那些诱发愉悦的化学按钮时，我们就会强化那些诱发渴求的神经回路，并通过削弱前额叶皮质对较低级的情绪脑的控制来使其沉默。我们不难发现，这些行为包括长时间玩手机、沉迷网络、吃垃圾食品以及频繁刷社交媒体。

神经系统失衡引发战斗或逃跑反应

大脑一直在努力保持各种神经化学系统的平衡，通过持续的神经生物学变化和突触变化来改变大脑中神经递质的水平，从而实现这一点。在这一过程中存在一种"上调"和"下调"的节奏。例如，在夜间，当你需要睡觉时，抑制性神经递质 GABA（γ-氨基丁酸）会阻止觉醒状态下活跃的神经递质的活动。在白天，当你需要保持机敏、做出思考和反应时，大脑会重新自我平衡，使其他神经递质从基于睡眠的抑制性控制中被解除。

正是当这些不同的系统变得不平衡或以某种方式被人为操纵时，

我们开始走上了一条危险的道路。当一个系统不能与另一个系统对话时，或者说，当连接出现问题时，我们的认知功能，包括我们思考、行动、感觉和做决策的方式，就会变差。

我们将向你展示大量的关于这种因果关系的例子。现在，让我们转向应激反应系统，它与多巴胺驱动的行为有很大关系，尤其是与感觉沮丧或焦虑的行为有关。

我们很多人长期生活在焦虑和不安的状态中，这并不令人惊讶。我们很快就会看到，睡眠不足和被源源不断的负面消息包围，不仅使我们进入原始的"生存模式"，而且还对我们的大脑连接和由此引发的行为产生深刻的负面影响。

当我们承受应激或感到恐惧时，我们的身体会通过释放各种化学物质做出反应，其中占主导地位的是皮质醇激素。皮质醇激素会触发许多生物活动，影响我们的血糖和免疫功能。当肾上腺素和去甲肾上腺素充斥整个系统，使心率和血压上升，全身血液流动发生改变时，典型的战斗或逃跑反应就会出现。这为我们应对应激源做了准备。与奖赏回路一样，应激反应通路是我们进化过程中最成熟且最牢固的机制之一。

那么，当我们暴露在应激之下时，大脑回路会发生何种变化？杏仁核激活了应激通路，应激通路反过来又损害了前额叶皮质的调节，加强了杏仁核的功能。这就产生了一个恶性循环，并使杏仁核处于支配地位，导致我们大脑的反应模式从缓慢、理智的前额叶皮质控制切换到杏仁核和相关边缘结构的反射性快速情绪反应。这就解释了为什么我们在应激状态下会变得冲动和不理智，而且一般来说会做出更糟糕的决定。

最关键的是，当我们长期处于应激状态下时，我们基本上把自己对生活的控制权交给了杏仁核，让它越来越多地影响我们做决策。应激就像杏仁核的燃料和前额叶皮质的毒药。在动物研究中发现，慢性应激会导致前额叶皮质发生有形的结构变化，使其越来越无法抑制冲动的杏仁核。同时，它还能促进杏仁核中新神经元的生长。当杏仁核变得更加强大时会发生什么呢？我们难以做出明智的、经过深思熟虑的决定，从而制造更多的长期应激，并使这些问题长期存在。这就是失联综合征的形成过程。正如《自然神经科学》（*Nature Neuroscience*）上一篇令人大开眼界的论文所描述的那样："虽然当我们处于危险之中时，这种从深思熟虑到反射性的大脑状态的翻转可能具有生存价值，但在信息时代，当我们需要更高的认知能力才能成长壮大时，这种翻转可能具有破坏性。"

当这种由应激引起的大脑重塑被允许继续下去时，我们会在追求愉悦和避免痛苦的强烈驱动下寻求短期、快速的解决方案。

整个过程中最奇特的是，应激大大增加了多巴胺的释放。正如我们前面提到的，随着时间的推移，过多的多巴胺会改变和破坏多巴胺系统，把我们推向对人体有害的、由渴求驱动的行为。例如，我们可能会狂吃富含碳水化合物的食物，以此来重新平衡多巴胺系统。长期生活在基于杏仁核反应加剧的状态中，使我们容易形成试图控制这些反应的模式、习惯和规律，这使我们感到对生活失去掌控，且不知所措。

现在让我们仔细看看一些导致并强化失联综合征的行为。我们将在随后的章节中更深入地探讨，不过预先了解一下将有助于你明白自己大脑中究竟发生了什么。

炎症导致我们对行为和情绪的控制力降低

一般美国人都存在睡眠不足的状况。除了许多早已为人所知的睡眠不佳或不足的健康后果（后面会有更多介绍），睡眠不足还会增加皮质醇激素的分泌。

正如我们前面提到的，皮质醇是一种应激激素，是战斗或逃跑反应的一个关键组成部分。早晨的高皮质醇水平已被证明与抑郁症状以及整体的应激感受有关。在微观层面上，皮质醇影响葡萄糖和脂肪的代谢，并在我们的免疫系统的运作过程中发挥作用。更重要的是，高皮质醇水平在各种疾病中被发现，并且通常与身体更大的整体代谢应激有关。与我们的讨论最相关的是，正如我们前面所描述的，应激会强化杏仁核，同时直接威胁到前额叶皮质。

醒来后，我们会做什么？足足有 79% 的成年人在醒来后的前 15 分钟会伸手去拿手机。这个数字在 18 ～ 24 岁的人群中比例攀升到 89%。我们立刻就满足了查看手机的欲望——这是多巴胺激增的结果。"有多少人喜欢我们在社交媒体上发布的照片？谁给我们发了信息？我们错过了什么电话？从昨晚到现在收到了多少封电子邮件？"我们已习惯性地期待获得即时满足。

调查数据显示，对于每天吃早餐的 34% 的美国人来说，最常见的食物是免煮谷类食品。数据还显示，我们中有 1/3 的人在吃饭时感到匆忙。几乎所有谷类食品，特别是为儿童设计的谷类食品，都添加了糖。这种谷类食品经常被吹捧为健康食品。许多人转而选择以甜甜圈、松饼或其他高度加工的早餐甜点来开启他们的一天。如果你喝咖啡，那没什么问题，但如果你喝摩卡、拿铁或冰棍咖啡饮料，还不如喝一杯含糖的奶昔。大型数据集显示，此类高血糖指数的食物，即能迅速增加血糖的食物，本身就可能导致抑郁症。它们能通过炎症通路做到这一点。

正如我们稍后将了解到的，炎症有拮抗重要的神经递质血清素的作用。值得注意的是，这也威胁到我们使用前额叶皮质的能力。这里有一个很好的例子：2018 年在埃默里大学进行的一项研究中，研究人员对抑郁症患者进行了功能性核磁共振成像。研究发现，炎症与杏仁核和前额叶皮质之间的连接强度明显降低有关。此外，炎症似乎增加了杏仁核对带有威胁性图像的反应。当我们考虑到炎症在我们体内加重的多种方式时，这种发现变得更加有意义，包括糟糕的食物选择、睡眠不足、缺乏运动的生活方式以及不经常接触大自然等。任何加重炎症的行为都可能威胁到我们使用前额叶皮质的能力，放任杏仁核发挥作用。这意味着我们失去了前额叶皮质对我们控制冲动行为方面的帮助。

将炎症和行为失误（如决策失误和冲动）联系起来的科学是当前医学期刊上的研究热点。我们知道，慢性炎症会影响整个身体，并与抑郁症和痴呆症等疾病密切相关。炎症也与我们的日常决策功能和高级思维过程有关，这并不令人惊讶。这使得任何引发炎症、破坏或占用我们前额叶皮质的东西都变得更加可疑。

我们的祖先可能不需要处理慢性炎症，至少不需要像我们今天这样。因此，我们的身体并没有进化到可以有效地应对长期的炎症暴露的程度。我们要如何预防慢性炎症？从食物选择着手是一个不错的开始。

炎症在大脑中的连锁反应可能最终导致我们对自己的行为和情绪的控制力下降。

饮食习惯改变行为和性格

我们吃的东西对我们使用前额叶皮质的能力构成威胁，这意味着我们的饮食会使我们有可能变得更加以自我为中心、缺乏同情心，更倾向于享乐主义以及更缺乏节制。食物正在从真正意义上支配我们的行为！精制碳水化合物含量高的饮食也与大量其他健康问题有关，包括中风、心脏病和糖尿病等疾病患病风险的增加。为了在事业上取得成功，我们努力为自己的身体补充能量，但我们实际上只是在为疾病提供动力。

我们应该注意到，我们对食物的渴望，特别是对甜的、含糖的食物的渴望，源于我们的祖先。我们对糖的渴望是与生俱来的，因为它代表了一种强有力的生存机制。事实证明，积极寻找甘甜的无花果对我们以狩猎采集为生存方式的祖先是非常有帮助的。糖或甜的东西是水果成熟的标志。这意味着我们的祖先会在水果的营养价值最高的时候吃。通常，这发生在夏末和秋季，糖将帮助我们的祖先产生和储存身体脂肪。这种脂肪能在冬季热量匮乏的情况下提供能量储备，创造了重要的生存优势。甜味还有一个重要的特点——"安全"，因为几乎不存在有毒的甜味水果。因此，甜味是"无毒"的一个重要特征。

甜味极大地激活了大脑中多巴胺的奖赏回路，这一点已经通过复杂的大脑成像技术得到了证实。而且，正如你现在所知道的，这种回路得到的奖赏越多，需要的刺激也就越多。为什么你在饱餐一顿之后仍然想吃含糖量高的甜点呢？为什么你几乎吃不完晚餐盘子里的食物，但可以毫不费力吃下一大块巧克力蛋糕？更糟糕的是，对奖赏系统的过度刺激会改变多巴胺信号，导致上瘾症状。随着多巴胺受体的变化，这个过程似乎削弱了前额叶皮质的能力，使其更难控制冲动和上瘾倾向。

总而言之，糖（以及你的身体可以迅速将之转化为血糖的单一碳水化合物）强力入侵了你的奖赏回路，改变了你体内的神经化学水平，使你变得不健康，并让你对糖欲罢不能。事实上，这正是超加工食品生产商所希望的。

让我们来看看日常生活中加剧失联综合征的另一个方面。

负面视角让我们变得更消极

有些人喜欢通过了解世界大事来开启一天的工作。95％的美国人表示他们关注新闻，85％的人每天至少看一次新闻。新闻正在加重我们的应激，触发我们的战斗或逃跑反应——直接与杏仁核对话，把注意力从前额叶皮质吸引开。

无论是令人不安的突发新闻的标题，还是电视屏幕下方不断闪烁的"警报"二字，现今新闻传播的性质滋生了恐惧和焦虑，导致慢性应激状态长期存在。而且，我们并没有从新闻报道中获得可靠的信息，因为只有 22% 的人"非常信任"我们的本地新闻。这个数据在全国性新闻机构中缩减到 18%。但在依赖社交媒体获取新闻的美国成年人中，只有 4% 的人相信他们收到的资讯。我们几乎不信任无党派的新闻系统：74% 的人认为新闻媒体倾向于某一特定政党，72% 的人认为"新闻把事情夸大了"。

鉴于我们似乎认为新闻是片面的和不可信的，也许是时候让遥控器远离你那喜欢应激的杏仁核了。

当我们开始透过长期的应激和恐惧的镜头来看待世界，并失去了理性的、冷静的前额叶皮质时会发生什么？我们会以一种不必要的消极方式看待事物。

虽然我们生活在一个相对和平且经济稳定的时代，世界各地的极端贫困率比以往任何时候都要低，民主程度比以往任何时候都要高，但在 2017 年，认为生活比 50 年前的越南战争高峰时期更糟糕的美国人比以往任何时候都要多。美国的犯罪率从 20 世纪 90 年代到 21 世纪初有所下降。尽管如此，许多人却认为情况恰好相反。那些人之所以认为犯罪率在上升，主要是因为电视和报纸的报道。

一项关于美国人应激诱因的调查显示，在那些报告"存在严重应激"的人中，40% 的人认为新闻是一个诱因。仅仅 15 分钟的新闻接触就足以增加大学生的焦虑症状。这种状况与神经可塑性直接相关：我们越是沉浸在负面情绪中，我们的大脑就越容易产生悲观情绪。因此，我们就越倾向于以负面视角看待我们周围的世界。通过神经可塑性，你经历的消极影响越多，你就会变得越消极。

卡列夫·利塔鲁（Kalev H.Leetaru）博士是一位专注于大数据分析研究的科学家。他在乔治城大学时曾被亲切地称为"大数据魔法师"，现在他是奥本大学网络和国土安全中心的高级研究员（此前他曾在乔治华盛顿大学担任这一职务）。他经常写关于我们如何使用数据来了解世界的文章。2011 年，他发表了一篇名为《文化组学 2.0》（Culturomics 2.0）的论文，回顾了 1945—2005 年《纽约时报》刊登的全部内容（590 万篇文章），以及 2006—2011 年的英文网络新闻。这篇精彩的综述显示，根据利塔鲁的说法，《纽约时报》"从 20 世纪 60 年代初到 70 年代初的 10 年间表现出强烈的负面倾向，然后恢复到轻微的消极，在 2001 年 9 月 11 日袭击发生前的几年负面倾向略有上升，导致新闻在随后的 4 年里急剧变得更加负面"。

由于担心《纽约时报》可能只代表美国的情况，该研究还综述了一个名为"世界广播摘要"的档案资料，发现 1979—2010 年有一个稳定的、近乎线性的、走向负面倾向的趋势（见图 3-1）。为什么这一切很重要？现代新闻中的许多负面倾向源于政治和意识形态的分裂。这种负面倾向来自恐惧和愤怒，而这两种情绪会促进杏仁核的活动。这样一来，我们对负面情绪的暴露就使更大的问题持久化了。虽然我们可能会认同在持续的消极状态下生活是不太理想的，但值得注意的是，在各种情况下，消极倾向与持续恶化的健康状况有关。

更多的负面情绪可能意味着更高的应激激素皮质醇水平。正如我们前面提到的，应激会使杏仁核变得更活跃。

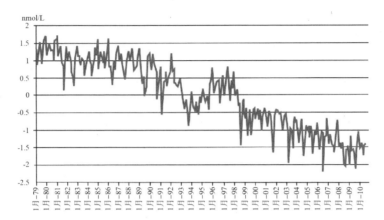

资料来源：Dr.Kalev H.Leetaru's "Culturomics 2.0:Forecasting Large-scale Human Behavior Using Global News Media Tone in Time and Space," *First Monday* 16,no.9（2011）.

图 3-1　1979 年 1 月至 2010 年 1 月《世界广播摘要》中每月新闻基调平均值

我们现在不得不担心虚假新闻或蓄意误导性新闻。2017 年，麻省理工学院的一项研究表明，虚假新闻"在所有类别的新闻中都比真相扩散得更远、更快、更深、更广"。虚假新闻被转发的可能性比真实新闻高 70%。有趣的是，机器人新闻传播对真实和虚假新闻一视同仁，这意味着是人在分享错误信息，而不是机器人。86% 的美国人在社交媒体上阅读文章时可能会略过事实核查。更重要的是，我们无法区分真假新闻。

最近的一项研究表明，尽管 59% 的年轻人对自己的批判性思维能力感到"非常有信心"，但大多数人无法持续区分虚假新闻和真实新闻。这不一定是一种批评，因为如今确定什么是真正有根据的新闻是一项艰巨的任务。当我们不知道什么是真实的时候，我们就成了耸人听闻的新闻和制造撕裂的新闻的受害者，而这类新闻在今天似乎很常见。这种情况激活了恐惧和愤怒，会再次让我们失去使用前额叶皮质的能力。当然，由于理性的前额叶皮质离线，我们不太可能质疑新闻的真实性，这导致我们的问题变得更加严重。

还有一个问题令人忧虑，即新闻网站和其他技术劫持了我们的奖赏回路，窃取了我们的注意力和时间。数字平台（尤其是社交媒体）使用一种算法来决定向我们展示什么。这就产生了过滤气泡——当我们上网时，计算机程序有选择地操纵我们每个人看到的内容。这些算法的任务是吸引我们的注意力，而不是改善我们的教育或生活质量。我们在电脑屏幕上看到的东西是为了从我们身上获取一些东西而设计，如提取我们的数据、注意力或金钱。

我们不断接触到被称为点击诱饵的淫秽和夸张的网络链接。点击诱饵如此普遍和极端有其原因，即让我们继续欲罢不能。这是一个多巴胺按钮，每次点击时我们都会同时按下大脑中的按钮，以满足基于杏仁核的反应，使我们进一步远离前额叶皮质。

全球87%的人对工作不感兴趣

一旦我们进入工作状态，我们就会不开心、分心，并感到紧张、焦虑。我们发现自己与工作失联了。事实上，大约一半的美国人表示对自己的工作不满意。雇员表示他们每周对工作感到厌烦的时间约为 10 小时。一项盖洛普调查发现，全球 87% 的雇员对他们的工作不感兴趣。因此，难怪 79% 的美国雇员表示他们总是、经常或有时在工作中分心，或者觉得难以集中注意力。这也难怪，在脱离工作和与工作失联的状态下，我们很难让前额叶皮质上线工作，完成更高层次的思考。

而且，由于分心和应激水平如此之高，雇员每周在工作中大约花5小时用手机做工作以外的事情。他们希望缓解应激，却无济于事。他们没有做一些真正有益于健康的事情，例如锻炼、冥想、到大自然中去，而是被上瘾的行为所吸引，其中许多是导致与他人隔绝和久坐的行为。正如我们在后面的章节中会看到的，与他人隔绝和久坐是生活中的两大祸根。

持久快乐为何可望而不可即

在辛苦工作了一天之后，我们的大脑似乎过于疲惫，无法完成很多事情。美国人平均每天花近6小时在电视、电脑和移动设备上观看媒体内容（其中4小时45分钟是电视时间），这意味着我们一回到家就开始看电视。我们寻求快速的奖赏来缓解一天的应激，而摄入富含碳水化合物的、对人体有害的食物就能达到此目的。

当然，我们在吃饭时继续使用智能手机——滑动、点击、发信息，不断激活奖赏回路。这让我们觉得自己与外界保持着某种连接，而实际上我们与真正最重要的东西严重失联。我们结束了一天的工作，希望能在远离白天的职责和应激的情况下睡个好觉，不过即便如此，这也是一个难以实现的目标。

正如你所看到的，日常生活中充满了让我们的杏仁核保持活跃和使前额叶皮质受到抑制的事情。当我们感到焦虑不安时，现代生活越来越多地用轻松的方式来诱惑我们。我们可以不断获得短暂的快乐和令人上瘾的奖赏。遗憾的是，这些快乐和奖赏使问题变得更糟糕了。我们已经被洗脑，相信获得持久快乐的方法就是加倍去做那些使我们痛苦的事情。如此一来，我们陷入了一个恶性循环（见图 3-2）。

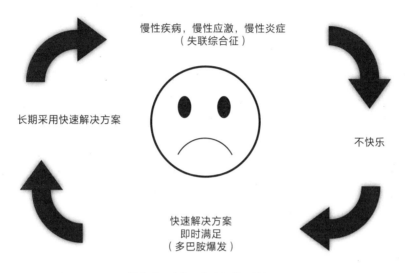

图 3-2 我们正在陷入的恶性循环

　　好消息是，你的生活充满了向更好的方向转变的机会，并让大脑的各种功能达到平衡。唤醒陷于沉寂的前额叶皮质，并与之重新建立连接，只有这样，我们才能拯救我们自己和这个世界。

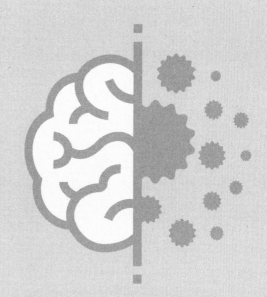

BRAIN
WASH

Detox Your Mind for Clearer Thinking,
Deeper Relationships, and Lasting Happiness

第4章

被夺走的注意力
沉迷社交媒体时大脑发生了什么

◎ 即使和朋友聚餐也在不停地刷手机，社交媒体到底从你这里夺走了什么？

◎ 网瘾让青少年的大脑结构发生了哪些实质性的变化？

◎ 在无可避免与电子设备捆绑的当下，如何让自己重新清晰地思考？

身处一个可以通过应用程序点餐、搭乘顺风车甚至支付账单的世界里，人们对互动的需求似乎在减少。科技是一种工具，它使医学、心理学、工业等领域取得了无数进步，但它也让我们自动远离人际关系和个人的亲密关系——创造出比以往任何时候都多的情感淡薄之人。

——莉萨·斯特罗曼（Lisa Strohman）博士

数字公民学院创始人

科技是一个有用的仆人，但也是一个危险的主人。

——克里斯蒂安·劳斯·兰格（Christian Lous Lange）

诺贝尔和平奖得主

奥斯汀：当我还是个孩子的时候，我只在关于未来的电影和电视节目中看到过手机。我想联系我的朋友，只能通过家里的座机。互联网在当时还是一个新兴的信息世界，我们不知道该如何利用它。百科全书和教科书仍然是人们获取信息的首选来源。

在接下来的几年里，个人技术将彻底改变通信。我从使用 AOL 即时通信、拨号上网，改为使用翻盖手机、社交媒体。在当时，这种通信方式的好处显而易见：我迷路时，可以求助；我迟到时，可以在线给别人发信息，告知他们。如果我想联系远方的朋友，随时都能做到。

当我开始使用社交媒体时，我看到了很多可能性。我不需要离开舒适的沙发就能看到全世界的人在做什么。我可以更好地维持友谊。我可以轻而易举地在大范围内测试一个想法，并跟世界各地形形色色的人学习。但实际上，我只是漫无目的地浏览照片和帖子来消磨时间。我在广告、令人不快的评论和不成熟的思想中跋涉。社交媒体成了最浪费我的时间的东西，也成了我的工作效率和个人成长的强大阻碍。这并不是说社交媒体不能带来切实的益处，而是我忽略了一个问题：社交媒体从我这里夺走了什么？

手机、电脑和平板电脑显然是为了让生活更轻松而设计的，然而这些物品却变成了吸引注意力的机器。我看到我的同龄人不再用科技来改善他们的生活，而是开始用科技来取代积极的生活。当我出去吃饭或与朋友共度美好时光时，很少不受数字设备的干扰。我和别人的对话经常被信息或消息通知所打断。在我按照大脑排毒计划做出改变之前，我的注意力总是不停地被查看电子邮件或社交媒体所打断。这不是一种健康的生活状态。

数字走神

在现代世界，可能没有哪个方面比科技更具革命性或发展更迅速了。科技为我们的生活带来了广泛的便利，使我们的生活变得更好。从医学到制造业，每一个领域的科技进步都彻底改变了社会，让人类以前所未有的方式繁荣发展。从购物到工作、旅游、教育、娱乐、银行服务和通信服务，现代科技使我们的生活变得更加便利。互联网的传播和相关通信技术也促进了知识的普及，通过播客、博客和在线视频的形式，互联网可以为任何拥有电脑、平板电脑或智能手机的人提供免费教育。但我们都知道，现代科技也有其阴暗面。毫无疑问，它会分散我们的注意力。它激活了我们的奖赏回路，用即时满足的上瘾性诱惑我们。对新技术的过度依赖也助长了盲目的行为。经常漫无目的地浏览网店和社交媒体，让我们奇怪自己的时间和精力都去哪儿了。不过，请记住，这些网站就是想让我们的思维长时间处于游离状态。

科学界仍在研究把时间花在这些盲目的追求上是如何影响我们心理健康的。我们确实得出了一些初步的答案。我们也知道，随着我们花在数字连接上的时间的增加，我们花在内省和面对面互动上的时间就会减少。这种转变的规模是巨大的，并且在任何公共场合都很容易被观察到。我们醒着时的关注点发生了巨大的变化。我们必须在我们的总体目标中考虑我们所注意到的这一转变。当我们做出改变自己的生活方式，以培养持久的快乐和健康的决定时，我们绝不能忽视我们对现代科技的使用，以及它改变我们大脑的方式。

我们大多数人都受互联网及其诱惑的摆布，纯粹是因为我们的工作和当代生活中的其他许多日常活动都依赖于它。我们陷入了进退两难的境地，试图平衡科技在我们生活中的积极和消极方面。科技在现代世界中已经变得必不可少，但它也让我们的头脑接触到有史以来最先进的说服技术。为什么我们很难放下电子设备？有一个很好的解释，即它们被设计成让人上瘾的了。

特里斯坦·哈里斯（Tristan Harris）是谷歌的前设计伦理学家。他还是一名资深的魔术师，喜欢把魔术师和产品开发人员的操作方式相提并论——比如利用人类思维中的弱点。他写道："魔术师从寻找人们认知上的盲点、漏洞、边界和局限入手，这样他们就能在人们意识不到的情况下影响人们的行为。一旦你知道如何影响人们的行为，你就能像弹钢琴一样操纵他们。"

当现代科技利用这些知识来对付我们时，会是什么样子？每当我们查看自己所发布内容的获"点赞"情况，不断刷新电子邮箱，或者在将不必要的商品添加到购物车时，多巴胺就会充斥我们的大脑，而我们则成了它的俘虏。这种令人上瘾的力量迟迟未被写入医学教科书。这些技术中的大多数都没有经过长期有效的科学方法的检验。它们出现的时间也不够长，我们无法得出任何确定的结论。这些都是棘手的研究领域。尽管存在这些挑战，但我们已经开始记录一些显著的医疗问题。迄今为止，最好的例子可能是网瘾。

一种新的上瘾

尽管《精神障碍诊断与统计手册（第 5 版）》（*The Diagnostic and Statistical Manual of Mental Disorders*，*DSM-5*）还没有将网瘾认定为一种官方诊断，但它越来越被视为一个切实存在的问题，且有充分的理由。一项跨国元分析发现，网瘾，即任何与网络相关的，干扰正常生活的，给家人、朋友、爱人造成严重应激的，影响工作效率的强迫性行为的发生比例约为 6%。这显然是一种疾病状态。全球互联网用户超过 40 亿，这 6% 意味着超过 2.5 亿人的互联网使用和依赖程度达到了上瘾的程度。这几乎是英国人口的 5 倍。这个数字可能会变得更大，因为世界上一些最大的企业正试图增加数字媒体的上瘾性。

需要指出的是，上瘾本身并不是这里唯一需要关注的问题。我们还需要关注由上瘾的大脑所带来的问题。我们刚刚提到的元分析的作者发现，"网瘾与生活质量呈负相关，这在主观的（生活满意度）和客观的（环境条件质量）指标上都有所反映"。简单地说，网瘾与低生活满意度有关。这意味着除了上瘾，还有其他因素在起作用。我们不能想当然地认为是上瘾导致了低生活满意度，也可能是因为那些对生活不满意的人更容易成为网瘾者。无论哪种情况，这都是个问题。

面对这些数据，我们不得不问：大脑中发生了什么？在过去几年里，研究者们帮忙回答了这个问题。多项高质量的研究表明，与健康对照组相比，网瘾者的大脑结构发生了实质性变化。其中一个发生变化的区域被称为前扣带回，这是大脑中与情绪脑和前额叶皮质都有独特联系的区域。它和前额叶皮质一起发挥缓和冲动控制的作用。令人忧虑的是，研究清楚地表明，网瘾者的前扣带回比其他人的小。最近的一项研究表明，网瘾者的前额叶皮质和前扣带回之间的连接可能也比其他人的弱。

我们还不确定究竟是有这些大脑特征的人更容易成为网瘾者，还是网瘾导致了这些特征的形成，但我们知道我们的选择和行为会改变我们的大脑。过度使用容易使人上瘾的技术有可能引发这些结构性差异，我们需要认真对待这些结果。任何使用互联网的人在某种程度上都容易受到互联网对大脑的影响。换句话说，就算你不是网瘾者，也要承受种种后果。

陷入盲目

科技除了会对我们的上瘾回路造成影响，还可以通过促进盲目的活动来切断我们与高级脑的连接。当我们把注意力转向点击诱饵、浏览不停滚动的新闻推送或连续不断的视频队列时，我们思考、专注和活在当下的能力就会被浪费。从事这些活动，常常会使我们陷入一种近乎无意识的状态。当我们最终跳出这种状态时，我们会意识到时间已经被大量消耗，而收获少得可怜——当然毫无成效。我们的大脑可能会一直处于休眠状态。一旦我们意识到自己浪费了多少时间，我们就会开始感到恼怒和沮丧，进而驱使我们的大脑寻求快速的解决方案，并使这种恶性循环持续下去。我们不难看出，接下来自己会上演之前的一幕或者去厨房吃一些垃圾食品。

重要的是你要明白，你的无意识状态对互联网企业有利，因为它让你不再质疑自己对时间的使用。你在网站、应用程序或其他数字平台上花费的时间越多，其所有者的收益就越高。这就是为什么视频网站有自动播放功能——一个内置功能，可以根据你的观看历史自动播放相关视频。这也是网站乐于发布极端夸张的点击诱饵的原因。在本章的最后，我们将向你介绍一个简单而实用的方法来对抗这种盲目的行为。

亲离友散

虽然数字通信有明显的好处，但我们知道这与面对面的互动不同。而且，我们越来越多地看到，数字设备正在妨碍我们在非数字世界中与亲友共度美好时光。这些设备会分散我们的注意力，破坏我们的人际关系。

在 2018 年的一项研究中，研究人员招募了数百人到餐厅与朋友或家人共进晚餐。一些人将手机放在桌子上，而其他人则将手机收起来。不出所料，那些把手机放在桌上的人报告说，他们的注意力更加分散，对这顿饭的享受程度较低。在另一项研究中，当两个陌生人交谈时，如果有手机在场（即使手机不属于他们中的任何一方），就会降低感知到的共情关注水平。当手机被拿走后，他们报道说，他们的互动"明显更好"。这些研究给出了一个直截了当的提醒，提醒你在下次吃饭或交谈时放下手机。

芝加哥大学和哈佛大学的研究人员进行的一项研究表明，与另一个人握手可以增加合作行为，提高谈判效果。这只是我们从面对面交流中获得丰富的信息、从细微差别中获益的一种方式。肢体语言、面部表情，甚至另一个人的气味，都有助于在面对面的交流中产生复杂的相互作用。当我们走向数字化时，其中的大部分益处都消失了。

正如斯蒂芬·阿斯玛（Stephen Asma）所言，数字生活的共享空间是"脱离实体的空间"。作为哲学家和《情感思维》（The Emotional Mind）一书的合著者，阿斯玛指出了数字世界的主要缺点，即"我们不能真正地触摸彼此，闻到彼此，察觉彼此的面部表情或情绪……真正的亲密关系更多是生理上的，而不是心理上的，需要身体上的接触。真正友谊的情感牵绊会使朋友的大脑与身体中产生催产素和内啡肽，以比其他人际关系更深刻的方式将他们联系在一起"。

心理学家、科技健康专家斯特罗曼博士在与我们交流时也表达了同样的观点，即"当我们仅仅依靠技术交流时，探身倾听我们的谈话，因批评而脸红，甚至在座位上移动，这些简单的行为暗示都消失了。我们通过感官来编码我们的记忆：初吻时青草的气味，一杯热巧克力带来的慰藉，甚至童年家中熟悉的鸟鸣声，都是感官输入，把我们带到一个我们编码为永久记忆的情感空间的核心位置。当我们陷入这个数字世界，并学会在没有情感联系的情况下生活时，我们失去了通过人性、风度和爱来使我们成为相互联系的社会存在的那部分东西"。

心理状况变差

现代科技的过度使用也与心理健康问题的存在有关。2017 年的一篇论文综述了与成年人智能手机使用和心理健康相关的试验，其中有一种模式被多次记录：抑郁、焦虑和应激都与智能手机的使用存在问题有关。在这里，"问题"意味着过度使用智能手机，以至于干扰生活。频繁使用互联网的大学生也多次出现抑郁症状。更令人不安的是，现有研究的综述表明，成年人的网瘾与自杀风险自智能手机问世以来几乎增加了 1 倍，而这一自杀风险在 18 岁以下的群体中增加了近 4 倍。同样，这只是联系。我们不知道抑郁症患者是否更可能过度使用现代科技，或者是相反。尽管如此，结果还是令人震惊。

年轻人特别容易受到这些影响的原因有很多。首先，他们是这些新技术的主要使用者。其次，他们的思维仍处于发展中，因此可塑性更强。考虑到这些问题，儿科医生们终于对日益严重的数字问题发表了意见。2018 年，他们的旗舰期刊《儿科》（*Pediatrics*）发表了一篇论文，作者在文中特别描述了对使用社交媒体的"常态化上瘾"，并解释说，"青少年对社交媒体的使用模式类似于物质上瘾的渐进性、戒断性和剂量依赖性症状"。由于这种潜在的上瘾倾向，他们建议卫生保健机构对所有 11 岁以上的青少年展开调查，以确定他们对社交媒体的使用是否成了生活中的重大问题。示例问题包括"你认为自己过度使用社交媒体了吗？"以及"查看社交媒体会增强还是削弱你的自信？"

相比亚洲国家的干预措施，这还算不上夸张。中国已经为沉溺于社交媒体的青少年设立了训练营。同样，韩国为许多"只有网上社交"的青少年设置了"数字戒毒所"。这些"戒毒所"强调人与人之间的交流，希望帮助他们"重建与现实世界的联系"。即使这些例子并不是特别适用于你或你所爱的人，但仍需引起我们所有人的注意。对于儿童来说，暴露于数字产品可能是一种危险的预兆。不论对孩子还是成年人，在我们的现代科技中，可能没有哪一方面能像社交媒体那样既受到欢迎，又制造问题。

> 当你只有 5 分钟的空闲时，社交媒体能让你沉迷 35 分钟。
>
> ——马特·卡茨（Matt Cutts）
>
> 软件工程师，谷歌网络垃圾信息处理团队的前负责人

社交失联

我们是社交动物，与他人在一起才能更好地生存。我们如此强烈地沉迷于脸书（Facebook）和照片墙（Instagram）等社交媒体，部分原因是社交媒体让我们跨越空间，聚在一起分享想法和喜好。但这

是有代价的。如果我们考虑到社交媒体的参与范围，任何负面影响都可能会引起全球性关注。

全球互联网用户平均拥有 8.5 个社交媒体账号。不出所料，16 ～ 24 岁的人每天花在社交媒体上的时间最多（平均 3 小时零 1 分钟）。相比之下，55 ～ 64 岁的人平均拥有 2.85 个账号。我们需要考虑到全球总人口有 77 亿。当你读到这篇文章的时候，这个数字可能已经接近 80 亿了。如前所述，互联网有超过 40 亿用户，活跃的社交媒体用户有 35 亿。人们花在社交媒体上的平均时间是 2 小时 22 分钟。

BRAIN
WASH

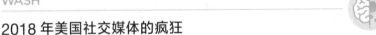

2018 年美国社交媒体的疯狂

88% 的 18 ～ 29 岁的人使用某种形式的社交媒体。

78% 的 30 ～ 49 岁的人使用某种形式的社交媒体。

68% 的成年人使用脸书。

74% 的脸书用户每天都会访问该网站。

35% 的成年人使用照片墙，比 2017 年增加了 7%。

78% 的 18 ～ 24 岁青少年使用色拉布（Snapchat），71% 的人每天使用好几次。

41% 的女性使用缤趣（Pinterest）。

你觉得自己使用社交媒体的方式为你的生活增添意义和价值了吗？或者它妨碍你充实生活的能力了吗？一些最了解社交媒体发展的人已经开始提出这个问题。他们的观点让人恍然大悟。

查马思·帕里哈皮提亚（Chamath Palihapitiya）是一名风险投资家，他参与了 Facebook 的创建，并于 2011 年离开了该公司。在斯坦福商学院的一次采访中，他被问及在帮助创建这家社交媒体企业中扮演了什么角色。他诚实地回答说："我感到非常内疚。我想我们早就知道会有不好的事发生。"他继续说："我们创造的工具正在撕裂社会运作中的社交结构，人们需要努力摆脱其中一些工具。"

遗憾的是，我们并没有将他的话放在心上。对社交媒体的使用频率正在增加，以至于一个研究团队计算了一个人需要花多少钱才肯离开 Facebook 一年。凯尼恩学院的经济学教授杰伊·科里根（Jay Corrigan）博士领导了这项研究，他采用一系列拍卖方式，付费让人们关闭账号一天到一年时间。科里根博士的团队与塔夫茨大学和密歇根州立大学的研究人员合作发现，平均需要支付 Facebook 用户1 000 美元才能让他们停用账号一年。显然，我们太爱我们的社交媒体了，以至于需要给我们付钱，我们才肯退出登录！

另一项研究涵盖了 1 000 多个定期使用 Facebook 的人（94% 的参与者表示使用 Facebook 是日常生活的一部分，而这些人中的大多数每天使用 Facebook 30 分钟或更久）。研究人员随机选择了一些像往常一样继续使用 Facebook 的人，然后要求其他人在一周内停止使用该网站。参与者在研究前和研究后都被问及他们的生活质量。那些一周没有使用 Facebook 的人报告的生活满意度明显高于那些照常使用该网站的人。不出所料的是，与那些仍然使用 Facebook 的人相比，那些不再使用该网站的人对现实世界中的社交生活满意度也有所提高。

宾夕法尼亚大学的研究人员也进行了类似的实验。实验中，143 名本科生被分配到两个实验组，要求一组每天使用社交媒体的时间限制在 10 分钟以内，要求另一组三周内像往常一样使用这些社交媒体。研究人员会监控他们每天花在各种社交媒体上的时间。干预后，较少使用社交媒体的人在孤独量表上的得分明显较低。

在限制使用社交媒体的小组中，那些在实验开始时抑郁得分高的人，在实验结束时抑郁得分均降低。

在另一项研究中，研究人员对近 1 800 名年龄在 19 ～ 32 岁的美国人进行了调查。他们研究了参与者使用社交媒体与感到的社交孤立程度之间的关系。结果显示，最常使用社交媒体的人的社交孤立程度是最少使用社交媒体人的 3 倍多。研究总结说："与我们的假设相反，高社交媒体使用率的年轻人似乎会感受到更多的社交孤立。"

我们并不是说社交媒体没有好处。它对于商业、全球参与和人际支持是一种强大的工具。但我们需要明白的是，被动、盲目地使用社交媒体所带来的影响可能与主动、积极地使用社交媒体完全不同。当我们有目的地使用社交媒体时，它能更好地为我们提供服务。有数据可以证明这一点。当我们积极地参与到社交媒体中，与他人进行积极的交流，而不是被动地刷手机和单纯看帖子时，我们可能会受益并避开我们所提到的那些陷阱。但这里存在一个难题：如何在健康使用和不健康使用之间取得平衡？我们将会列出一些步骤来帮助你做到这一点，但现在，先想想自己如何以及为什么使用社交媒体，然后问问自己，你所做的是在帮助自己还是仅仅在填补空虚？下次在你登录社交媒体平台时，可以考虑设置一个 5 分钟的计时，当时间快用完时，问问自己希望从之后的使用中获得什么。这是你对时间的最佳利用吗？如果不是，就请退出登录。虽然这是一个简单的动作，但可能会对你有所启发。

前面我们解释了网瘾与大脑的结构变化有关。鉴于对人体有害的社交媒体使用可能被视为网瘾的一种形式，科学家们明确地证实了这些变化是由社交媒体使用导致的也就不足为奇了。

神经影像学研究表明，过度使用社交媒体（达到上瘾倾向的程度）的人，其胼胝体中的白质较少。胼胝体是大脑中连接左右半球的部分，这意味着这两部分的连接效率可能较低。在这一重要连接上存在遗传性畸形的人通常在社交和学习方面存在困难。事实上，过度使用社交媒体很可能同时损害了我们与他人真实互动的能力，这似乎很矛盾。

这种状况直接与我们的自我价值感有关。我们都容易受到社会认可的影响，这源于我们对归属感的需求，且对得到同伴接纳和欣赏的需求是人类最高的激励因素之一。这又回到了我们为了生存而与部落建立联系并被部落接纳的原始需求。但现在，我们的社会认可已经掌握在了科技公司的手中。2016 年，加州大学洛杉矶分校的劳伦·谢尔曼（Lauren Sherman）博士和她的同事们使用功能性核磁共振成像来研究社交媒体对大脑产生影响的方式。她和她的团队让青少年观看一些据称来自照片墙的照片，然后改变每张照片上的"点赞"数量。结果不出所料，点赞最多的照片似乎增加了大脑中与奖赏回路相关部分的激活。后来的一项研究表明，对照片点赞时也会激活这些大脑区域。难怪我们如此沉迷于社交媒体！

真正的问题是：你认为自己在以正确的方式使用社交媒体，因为大家都这样做。人类觉得做别人所做的事情是最安全的，所以我们认为使用这些社交媒体是无害的。与此同时，每当有人在你的帖子下面与你互动时，你的奖赏回路就会受到操纵，当着你的面被非法侵入了。你才是被要的那个人。

科技对我们这个物种的生存和成功一直至关重要。火的产生需要新的技术。勺子一度是一项新奇的技术发明。现代科技的许多方面也对我们非常有益。然而，我们必须明白，我们已经到达了一个进化的新阶段，在这个阶段，科技能够利用和操纵我们。

我们也不能忽视这样一个事实：我们已经不可避免地与电子设备捆绑在一起，从而远离了有意义的、面对面的交流。此外，科技往往使我们暴露在人造光下，尤其是蓝光，这将妨碍健康生活的其他方面，例如获得良好的睡眠（详见第 8 章）。而且最重要的是，我们必须正视这样一个事实：我们的数字互动可能会对我们的大脑产生负面影响。

我们写这本书的目的是让你重新拥有清晰的思考能力，并能够做出从长远来看对你最有利的选择。一些令人成瘾的、盲目的、分散注意力的科技只会让你情绪低落，使你无法达成目标。但无论你的问题是社交媒体、视频沉迷、电子邮件疲劳，或者仅仅是对互联网不健康的使用，我们都为你准备了一个测试工具。

你能通过 T.I.M.E. 测试吗？

帮助人们追踪屏幕时间和避免对智能手机上瘾的应用程序已经开始出现。但你不需要通过一个应用程序来做这件事。你可以选择低科技方式，使用我们的 T.I.M.E. 工具。在使用科技，特别是涉及数字媒体和通信时，你需要确保你的活动都充分地利用了 T.I.M.E.。这意味着活动需要这样进行：

限时的（time restricted）。为完成你的目标设定并遵守一个最短的时间窗口。如果你想看在线视频或浏览社交媒体，但你在这些方面所花费的时间通常比你想要的多，那么设置一个 20 分钟的闹钟。如果在和朋友联系或者在网上买了必需品之后，你发现自己会漫无目的地逛网店，那么就为这些活动设置一个 5 ～ 10 分钟的闹钟。反复调试计时器，直到找到合适的节点，并遵守限时！

有意识的（intentional）。如前所述，我们与科技的很多互动都是为了使他人获利。更有意识地使用数字产品有助于将控制权重新掌握在自己手中。在使用电子邮件、社交媒体、在线视频、电视或任何其他对你个人有影响的科技产品之前，问问自己希望从这种科技产品中得到什么，以及它是否真的对你有益。如果你发现这些问题找不出可接受的答案，那就重新考虑一下你的计划。有意识地进行每一个数字活动。

警觉的（mindful）。警觉地对待在数字媒体上的消耗意味着在使用这些技术时，要意识到你使用这些科技产品的方式，以及它们对你的影响。这种警觉地使用数字设备的方式可以对抗盲目的活动所造成的陷阱。在实践中应该怎样做呢？试着在你的数字媒体消耗中加入一些暂停，在这一过程中，你要质疑你使用科技产品的方式以及它给你带来的感觉。某个网站是否让你感到生气？浏览照片是否会让你感到不自在、嫉妒、信心不足或自卑？警觉为你打开了一扇通向大脑的窗户，如果你不喜欢你所看到的，它会给你退出来的机会。

充实的（enriching）。数字世界充斥着点击诱饵和其他旨在吸引你注意力的内容。这些内容中的大部分都是在浪费你的时间。但数字媒体也让我们获得了大量知识财富，帮助我们更好地了解自己和我们的世界。区分这两种不同体验的方法是问一问自己，你接收到的东西是否丰富了你的生活。它能增加你的知识吗？它能让你变得更好吗？它能让你感到更充实和更乐观吗？还是只是为了分散你的注意力？

让你所做的每件事都经过 T.I.M.E. 的检验！

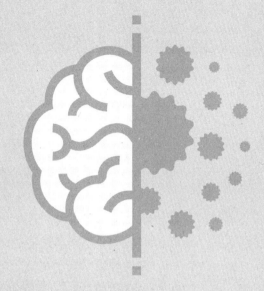

BRAIN
WASH

Detox Your Mind for Clearer Thinking,
Deeper Relationships, and Lasting Happiness

第5章

被降低的共情能力
为什么我们越来越自恋

◎ 千禧一代每周用1小时来自拍, 这个数据背后潜藏的隐患是什么?

◎ 自恋的人为什么更爱生气、更易怒, 对负面情绪更敏感?

◎ 当我们帮助他人、与他人共情时会对自己产生哪些助益?

至此，在时间的教导下，我的内心已经学会了为他人的幸福而喜悦，为他人的不幸而叹惋。

——荷马（Homer）

古希腊盲眼诗人，代表作《荷马史诗》

没有谁是一座孤岛，在大海里独踞；每个人都像一块小小的泥土，连接成整个陆地。

——约翰·多恩（John Donne）

17 世纪英国玄学派诗人

戴维：许多年前，当我在医院查房时，走进了一位名叫弗兰克的患者的病房，他刚从中风中康复过来。他恢复得很好，但后来他遇到了一些问题，这导致他的住院时间延长了。在我们聊天的时候，我注意到自从我上次来访后，他的情绪发生了很大的变化。也许是因为他开始意识到，大脑中的疾病把他的生活永远地改变了，或者也许他只是在医院里待得太久了。总之，他情绪低落。

在我们交谈时，我提到了他的情绪变化。我记得，他看着地板，摇了摇头，对我说："我再也开心不起来了"。

我问他我能为他做些什么，并建议安排他到室外去待一会儿。我永远不会忘记他的回答："我只想吃一个洋葱三明治。"

我怔了一下。首先，我对洋葱三明治这样的东西能在个人的情绪中起到如此关键的作用感到不解。其次，我甚至不知道洋葱三明治是什么！我问："什么是洋葱三明治？"他解释说，就是白面包夹着一片厚厚的洋葱和蛋黄酱。

好吧，这个要求很容易满足。我问他为什么这能让他开心。他解释说，当他还是个孩子的时候，每当他感到不开心，他的母亲就会给他做一个洋葱三明治。很明显，这是一个根深蒂固的记忆，为我提供了一个帮助患者的绝佳机会。

在我们又聊了几分钟后，我走到护士站，问是否可以在弗兰克的午餐菜单上添加洋葱三明治。她们去询问了医院厨房的工作人员，对方表示这不是"常规菜单"上的食物，所以拒绝了我的要求。

我知道这对弗兰克来说非常重要，所以我并不打算放弃。我拿起他的病历，翻到医生开具检查、药物和其他项目的部分，特意写了一份定制洋葱三明治的单子，并详细地说明了应该如何制作。

然后，我在完成对剩余患者的查房后，回到了自己的办公室。

第二天早上很忙，因为我有几个新患者要入院。等一切处理完之后，我去查房，当我来到弗兰克的病房时，我并没有想起前一天来查房时的事情。当我走进他的病房时，他脸上挂着灿烂的笑容。虽然我不确定是不是因为洋葱三明治，但弗兰克的病情迅速好转起来，第二天他就能出院了。

只要表现出一点点同情心，就会对他人有很大的帮助。问题是，现代文化驱使我们做出自私自利的行为。如果弗兰克今天提出那个要求，他会吃到一个洋葱三明治吗？正如我们所说，人类作为一种社交性物种，无论是作为群体，还是作为个体，我们众多最辉煌的成就均来自团队合作和协作。

为了有效地探索这个世界，我们必须能够理解并关心他人的行为，甚至思想和信仰。如果想把自己从失联综合征的控制中解放出来，找到真正的幸福，就必须发展自己的共情能力。现在是时候明白一个道理了，即"对个人最好的，就是对大家最好的"。

正是人与人之间的相互联系和影响，以及所有生物之间的相互联系和影响支撑着我们，并为我们提供了应对逆境的能力。遗憾的是，**我们的大脑逐渐强化了这样一种信念，即认为自己才是宇宙的中心，要想取得成功，就必须让别人退却并失败。**

什么是共情

大多数父母都有过毫不犹豫地照顾陷入困境中的孩子的经历。当你正坐在椅子上聚精会神地看一本书时，在一旁玩耍的孩子突然摔倒，擦伤了膝盖，并开始哭泣。你的注意力会立即从你正在阅读的故事中转移开来，并迅速转而关注你的孩子。你几乎无意识地感知到了他的痛苦。你理解他的感受，并积极地想要安慰他。

琼·德塞蒂（Jean Decety）和菲利普·杰克逊（Philip L. Jackson）在他们题为《人类共情的功能结构》（*The Functional Architecture of Human Empathy*）的精彩论文中指出，这种自然的、近乎神奇的能力能够"理解他人的情绪和感受，无论是切身体会到的，还是从照片中感知到的，抑或是在一本小说中读到的，或仅仅是想象出来的，都是共情的现象学经验"。得克萨斯大学阿灵顿分校的威廉·艾克斯（William Ickes）教授是一位长期研究共情的学者，他将其称为"日常读心术"。

在你的头脑中问一些问题，比如"她想要什么？""他对此做何感受？""他们想达成什么目的？"共情推理是大脑硬件的一部分，通常是预先安装好的。不过，我们很快就会发现，共情推理也是可以培养的。基本的建构模块在我们出生时就已经存在，并通过我们与他人的互动得到发展。

其实，共情推理在我们的进化史中有其根源。随着我们大脑的成长发育和日益成熟，我们塑造并打磨了神经网络，以帮助我们迅速评估他人的动机，共同采集和狩猎，探知掠食性动物的存在，并通过求偶和社交技能确保成功繁衍。虽然在其他动物身上可以看到各种类型的共情，但只有在人类身上才最真切。共情是一种复杂的心理推理形式，涉及多种心理过程：感受另一个人的感受，了解另一个人的感受，并希望对另一个人的痛苦做出同情的反应。

在本书中，我们将重点讨论两种主要的共情类型。第一种类型称作"情感共情"，使我们有能力体验他人的情绪。这就是为什么当看到有人撞到脚趾时，我们会龇牙咧嘴，这也是我们会对受伤的孩子有保护欲的原因。我们"感受到了他们的痛苦"。许多认知神经科学家和神经心理学家认为，所谓的镜像神经元，是当你行动和当你看别人做出相同的行动时都会启动的神经元，帮助我们通过模仿来学习新技能，但是这一理论近年来已经过时了。我们确实知道，我们的大脑被设置为允许我们分享他人的经验，只是还不确定这到底是如何发生的。

第二种类型称作"认知共情"，也称作"心智理论"或"观点采择"。这是一种从他人的角度看问题的能力，即理解他人的动机，有意识地了解他们的想法、意图和欲望。这是一种设身处地地为他人着想的能力，或者更准确地说是设身处地地为他人思考的能力。欣赏不同的观点自然很好，但也有潜在的问题。遗憾的是，在我们这个两极化的、狂热地盲目站队的世界中，认知共情的例子越来越难找到。但是这类的共情绝对可以被找到、激发和强化。

有了对共情的这种理解，自恋的概念就很容易定义了。自恋是一种共情的缺失，即缺乏对他人的关注或关心。它涉及一种权利感和对自己的过度关注。重要的是，要明白自恋的基本特征是缺乏共情、高度自私、无视他人和以自我为中心。人们经常描述两种类型的自恋。一种类型可能是有利的，因为它包含了一系列涉及高自尊的人格特征，这可以转化为事业成功的高可能性。但由于这种特质缺乏共情的特点，所以人际关系会受到影响。另一种类型是"临床"型的，涉及一种固定且僵化的自我重要性及独特性的妄想模式，一种整体上的自大模式，过度需要赞美以及完全缺乏共情。这就是所谓的自恋型人格障碍。其他人格障碍也可能包括自恋行为。现在，我敢打赌在你的生活中，你至少能想到一个人可以被标记为轻微或严重自恋。这个人可能是你私下里、工作中或通过媒体认识的人。

密歇根大学的研究员萨拉·康拉斯（Sara Konrath）博士指出，2000 年以后上大学的学生在共情水平上，比以往的学生要低得多。康拉斯博士写道："根据标准的人格特质测试得出，如今大学生的共情能力比 20 或 30 年前的大学生低 40% 左右。"

共情的积极作用

为什么我们应该多一点儿共情，少一点儿自恋呢？共情对我们有什么好处？有科学依据的直截了当的回答是，高共情力与高生活满意度、丰富的社交网络、健康的人际关系、更优秀的工作表现和更高的整体幸福感有关。我们变得不那么咄咄逼人，变得更加亲社会（或者说友好）且慷慨。共情能够为更多地尊重公共利益铺平道路，让我们尊重邻居、社区、国家、社会和地球。当我们关心他人，到了能够欣赏甚至采纳他们观点的程度时，我们会收获良多。

BRAIN
WASH

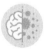

共情的积极作用

共情可能以多种方式使我们受益：增强信任感、创造力和同情心；降低应激水平（以及炎症）；提高对他人的感知能力，以及与他人建立联系的能力；改善对情绪的调节，提高应对困难和挫折的能力；强化我们对周围世界的认识，包括对大自然的认识。

把共情想象成身体中的一块重要肌肉。当定期使用时，它能使你的整个身体保持强壮，随时待命，并顺利地运行。而且，像任何肌肉一样，它可以通过特定的练习来塑造。

科学还表明，自恋与家庭暴力、性胁迫、侵犯和针对他人的攻击性行为有关。研究还发现，自恋水平与男性和女性对暴力的接受程度之间有很强的关联性。这引出了一个重要问题：对于社会中某些群体的暴力行为和冒犯行为，是否在某种程度上可以归因于公然的自恋？

自恋倾向并不新鲜。正如美国知名的自恋研究专家 W. 基思·坎贝尔（W.Keith Campbell）博士在一篇文献综述中所解释的那样，这种特质与"在最初的互动中被喜欢……被认为是令人兴奋的……社交自信……有趣……并且能够获得性伴侣"有关。坎贝尔博士是佐治亚大学心理学系主任，他研究的是我们文化的变化方式以及自恋和个人主义在其中发挥了什么作用。关于社交媒体，他有很多话要说。他认为社交媒体似乎完全是为了培养自恋而设计的，因为"自恋者在浅层（相对于情感上的深厚与投入）关系背景下发挥良好"。而圣心大学的戴维·G. 泰勒（David G.Taylor）博士在 2016 年的一篇论文中发现："社交媒体为表达一个人的特别感或优越感提供了一个理想的平台。"所以我们必须问自己：下面这个表（见表 5-1）告诉了我们什么？

表 5-1　最常使用的智能手机应用程序

应用程序	使用应用程序的人数比例（%）
社交网站	87%
即时通信	52%
新闻	51%
游戏	25%
购物	21%
音乐	19%
照片 / 视频	12%
电视追剧	3%
健身 / 饮食	0.7%
其他	8%

资料来源：C. Pearson et al., *International Journal of Cyber Behavior, Psychology and Learning*. January-March 2015.

　　绝大多数人使用应用程序的目的是网络社交。当然，如果社交媒体能够提供真实的交流和积极的互动，它是可以促进共情的。毕竟，在现实生活中，如果你花时间真诚地与那些生活陷入困境的人交往，你想从他们那里得到对自己优秀的认可或寻求同他人的比较，恐怕会事与愿违。但社交媒体会滋生自恋吗？最近的研究表明，很可能是这样的。2018 年的一篇论文是最早提出"过度使用社交媒体会增加自恋倾向"的论文之一。研究人员确定存在数字依赖的人基本都是年轻人。研究指出，当这些人使用社交媒体仅仅几个月后，他们的自恋特征就有了明显的增加。研究还指出，低自尊的人的自恋行为明显增强。正如我们在前文中提到的，长期与他人比较会导致自我形象低下，而这反过来又助长了自恋行为，形成了一个恶性循环。

　　发自拍可能是最自恋的行为。2019 年照片墙的数据报告显示，超过 4 亿张照片用了"自拍"的标签。一项调查显示，千禧一代平均一生中的自拍次数可能多达 25 700 次，并且每周会花费超过一小时的时间来自拍。

我们需要担心的可能不仅仅是社交媒体。另一项研究调查了 565 名大学生，并将他们看电视的时间与他们在自恋型人格测试（即一种确定自恋程度的标准化测试）中的得分进行了比较。每天看电视与自恋有关，特别是看真人秀和政治类脱口秀。作者认为，电视可能是导致大学生变得更加自恋的文化因素之一。

可以肯定的是，这些研究存在相关性，而不存在因果性。虽然看电视和使用社交媒体不一定会使你变得自恋，但这些是我们不能忽视的重要关联因素。

大脑如何理解共情

共情和自恋是复杂的人格特质，涉及大脑的多个区域，包括前额叶皮质、杏仁核和其他区域。在内布拉斯加大学 2018 年的一项研究中，研究人员将已知前额叶皮质受损的人置于一个测试共情能力的环境中。研究发现，相比于前额叶皮质没有受损的人，前额叶皮质受损的人给受苦受难的人捐钱的可能性更小。还有证据表明，前额叶皮质的功能低下与自恋有关。2016 年，中国的一项研究调查了 176 名大学生，发现自恋与前额叶皮质的厚度下降和体积减小有关。这证实了科学界在 19 世纪中期的发现，当时菲尼亚斯在一场铁路施工事故中前额叶皮质内的连接被切断了。

自恋是失联综合征的一个症状。在第 3 章中，我们讨论了慢性应激与皮质醇在分离前额叶皮质和杏仁核方面所起的作用，以及这可能使我们更加冲动和情绪化的事实。事实也证明，自恋者的应激反应系统可能对负面情绪特别敏感。一项研究发现，自恋程度高的人在应对负面情绪时的皮质醇水平明显高于自恋程度低的人。在另一项研究中，有自恋倾向的男性的皮质醇基础水平明显高于没有自恋倾向的男性。如果我们的目标是激活前额叶皮质，使我们能够做出有益于健康的决定并过上充满目标感的生活，我们就需要仔细思考这些数据，并优先考虑应激管理。

虽然我们还在了解与共情和自恋有关的特定大脑回路，但还有一个重要的发现值得注意。如果像研究人员所说的，自恋者不断试图"保护浮夸的自体"免受外部威胁，那么自恋者的恐惧机制可能过度活跃。这使研究人员得出了一个几乎可以预见的结论："在自恋的情况下，杏仁核可能也起到了至关重要的作用。"

我们已经从关于共情和自恋的大脑成像研究中了解到了很多。例如，大脑激活模式的变化取决于我们行为的受益者。2016 年，由帕特里西娅·洛克伍德（Patricia Lockwood）博士领导的牛津大学研究人员在《美国国家科学院院刊》（*Proceedings of the National Academy of Sciences*）上发表了一项研究成果。在他们巧妙的实验中，研究人员在实验参与者执行任务的时候，使用一台核磁共振成像仪对他们进行扫描。他们基于科学验证的模型设计出这些具体的任务，测试人们学习奖赏自己的方式。参与者必须计算出他们需要按哪些符号才能带来最大的奖赏，然后还必须了解哪些符号更有可能给别人带来奖赏。

结果显示，人们学会奖赏自己的速度比学习帮助他人获得奖赏的速度快。研究小组确定了当参与者采取帮助他人的行动时被激活的脑区为前扣带回。正如我们所知，前扣带回与前额叶皮质、杏仁核和奖赏系统有关。当参与者学习如何帮助他人时，前扣带回的一个特定部分被激活。这意味着前扣带回参与了控制和调节涉及慷慨的行为。

有趣的是，研究小组还发现，在每个被扫描的大脑中，前扣带回的活跃程度并不相同。那些自称具有高共情能力的人的前扣带回的激活水平较高，而那些自认为共情能力较差的人的前扣带回的激活水平较低。虽然之前的研究已经强调了大脑中涉及共情和亲社会行为的某些区域重叠，但这项研究的具体性达到了一个新的高度。用洛克伍德博士的话说："这是第一次有人展示了学习亲社会行为的特定大脑过程，以及从共情到学习帮助他人的可能联系。通过了解当我们为他人做事时大脑会做什么，以及这种能力的个体差异，我们可以更好地理解那些具有反社会和漠视他人特征的人出了什么问题。"

其他研究也证实了类似的发现，尽管我们应该重申，大脑的其他区域也会影响我们的共情行为。正如你所料，在这个复杂的系统中，遗传因素也起到了一定的作用。2017 年的一项研究显示，为他人做好事会改变大脑中涉及免疫细胞表达的脑区的基因表达。换句话说，慷慨可能在这些奖赏回路的帮助下，增强我们的免疫系统（这一点很重要，说明你可以选择激活你的奖赏回路来做好事！）。2018 年年底，由美国国家卫生研究院资助的一项类似研究，研究了向慈善机构捐款的人的核磁共振成像，发现慷慨会刺激大脑中的奖赏中心。这种刺激会释放出大量令人感觉良好的化学物质，从而增强免疫系统。这是怎么做到的？其中一些令人感觉良好的化学物质，特别是内啡肽，会寻找生病的细胞并对它们产生治疗功效。

这一发现与罗伯特·瓦尔丁格（Robert Waldinger）博士的研究发现一致。他是一名精神病学家和哈佛医学院教授，也是世界上持续时间最长的幸福研究——哈佛大学成年人发展研究的负责人。在他对人们随着年龄的增长幸福感如何变化的研究中，最显著的发现之一是培养人际关系对我们的整体健康和长寿有很大的帮助。根据他的说法，我们的人际关系以及我们在人际关系中的快乐程度对健康有很大的影响。他的研究显示，亲密关系能让人们一生都保持快乐，比金钱或名声更重要。那些人际关系纽带比社会阶层、智商甚至遗传基因的影响更能预示长寿且幸福的生活。它们保护我们免受生活不如意的影响，并避免智力和体力的衰退。我们将在本书的最后一步探讨人际关系的力量。我们在这里提出来，是因为没有共情就没有真正的人际关系纽带。我们需要利用共情的力量来保护自己免受失联综合征的影响。

除了大脑神经网络及其对共情与自恋倾向的影响，我们还需要谈一谈炎症的影响。日本的一项研究测试了实验参与者血液中一种叫作 IL-6（白细胞介素 6）的低度炎症标志物。研究人员随后向参与者问一些问题来测试他们对经济不平等的适应程度。那些炎症标志物水平高的人比那些炎症标志物水平低的人更容易容忍这种不平等。也就是说，高水平的炎症与不太关心其他人的问题有关。

我们在本书中提供的策略，特别是 10 天大脑排毒计划中的策略，将有助于消除炎症，强化大脑中让共情起支配作用的连接。这些策略包括很多内容，从加强你的共情行为到改善你的饮食、增加接触大自然的时间、进行正念和冥想，甚至实践感恩和志愿服务（是的，志愿服务的简单行为与前额叶皮质和前扣带回的大脑活动增加有关，因此，它已被证明与执行功能的改善相关）。与此同时，你会少做那些会削弱你共情能力的事情，例如减少花在与他人比较上的时间，以及在社交媒体和网络上寻求他人认可的时间。你也将减少购买那些诱发炎症的食物的次数。

提高共情能力还有另一种方式，并且该方式可以极大地提升你的生活品质。想一想你做的种种短期决策往往会在未来伤害到你，如糟糕的食物选择、以牺牲充足睡眠为代价沉溺于看电视，以及一再放弃锻炼，这些都对未来的你毫无益处。把未来的你当作另一个人——一个你需要照顾的人，让共情为你的长远利益发挥作用。

我们都需要开始更友善地对待未来的自己，通过我们今天的选择来使他们获得最大的利益。虽然一开始听起来可能有点儿傻，但设身处地为未来的自己着想，然后调整你的决策以提升他的生活质量，相信你不会后悔的。

如何学会共情

我们似乎想要向孩子们灌输共情的价值观。我们教他们分享和思考他人的感受，问他们诸如"如果这件事发生在你身上，你会做何感想？"之类的问题。当孩子们打架时，我们要告诉他们要考虑自己对别人的影响，并谨慎地选择自己的措辞。然而我们为什么忘了把这些观念应用到我们自己身上呢？共情是可以训练和学习的吗？

可能没有哪个群体比医务人员更重视这个问题了。作为医生，我们在一个长期的、有时压力巨大的环境中接受训练，但只有当我们做得比同事更好的时候，这个系统才会奖赏我们。难怪在医学培训期

间，我们的共情力会急剧下降。但是，除了已经讨论过的共情的总体
益处，我们医生还有更多的理由来关心这一人格特质。有共情力的医
生会让患者有更好的依从性，从而带来更好的健康结果。

这有很好的直观意义：患者希望医生把他们当人看，而不仅仅是
当作病例。当你感觉到与你的医生产生真正连接的时候，你更有可能
听取并遵循他们的建议。

研究者对医务人员是否可以学会共情产生了浓厚的兴趣。值得庆
幸的是，答案似乎是肯定的。例如，2002 年的一项研究让健康的二
年级医学生住院一天以上，让他们从患者的角度体验医疗护理。当他
们离开医院时，似乎对事情的另一面有了更好的理解。让医护人员接
触一种叫作"正念减压法"的正念技术，可能也有助于提高共情能力。

还有更为典型的干预措施，如沟通讨论会，似乎也能有效地提高
共情。事实上，17 项关于医学生共情教育研究的综述得出的结论是：
教育干预措施可以有效地保持和提升医学本科生的共情能力。

因此，旨在提升共情能力的干预措施是可行且成功的。但其实，
我们并不需要研究来告诉我们这一点。比如，只要以开放的心态倾听
他人的意见，就能让你深入了解他们的世界观。这样你就能更好地理
解他们的出发点了。

共情将我们作为家庭、社区和社会联系在一起。共情能力是可以
培养的。我们会在后面的章节中列出培养共情能力的方法。

BRAIN WASH

第二部分

10天大脑排毒计划

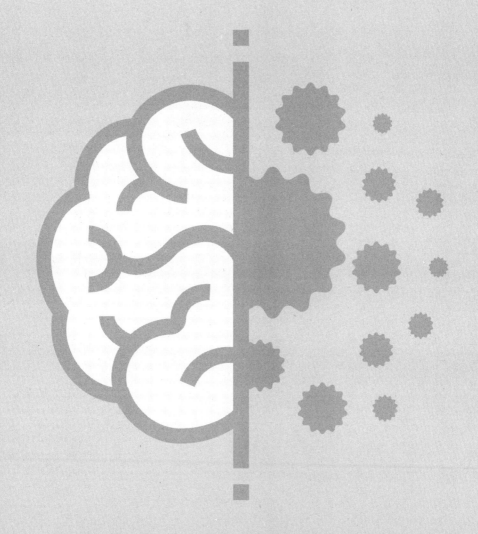

Detox Your Mind for Clearer Thinking,
Deeper Relationships, and Lasting Happiness

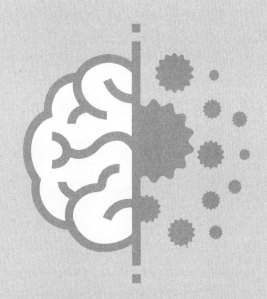

BRAIN
WASH

Detox Your Mind for Clearer Thinking,
Deeper Relationships, and Lasting Happiness

第6章

到户外去
大自然能让我们维持高层次的思维

◎ 当你在泥泞中跋涉，拨开潮湿的树叶时，你的身心会发生哪些变化?

◎ 窗户被建筑物挡住的病房里，患者的身心健康状况更差?

◎ 大自然是如何帮助我们从疾病和损伤中恢复的?

对于那些焦虑、孤独、不开心的人来说，最好的疗愈方法就是到户外去，在那里，他们可以与大自然独处。

——安妮·弗兰克（Anne Frank）

犹太少女，《安妮日记》作者

与大自然在一起，你收获的总是远比你想要的更多。

——约翰·缪尔（John Muir）

早期环境保护运动领袖

1909 年，英国作家 E.M. 福斯特（E. M. Forster）创作了一篇令人不安的短篇小说，名为《大机器停止》（*The Machine Stops*）。这篇小说描绘了一幅黑暗的未来图景，在小说中设定的世界里，人们在与世隔绝的地下房间中度过一生，通过电子设备相互交流，这些电子设备与现代的智能手机和平板电脑极为相似。在这个反乌托邦的未来图景中，大机器是人类崇拜的对象，它控制着社会的各个方面，为人类生存提供一切必要的东西，但阻碍了人与人面对面的交流和人与大自然的接触。事实上，这个虚构世界中的公民极度远离大自然，甚至害怕阳光照射到他们的皮肤。如你所料，这导致了大灾难的发生，随着大机器的崩溃，故事中的人物意识到他们脱离大自然是个严重的错误。

与大自然连接是健康的本源

我们虽不像福斯特小说中的人物那样迷失了方向，但相似之处显而易见。最近，一篇由已故的奥利弗·萨克斯（Oliver Sacks）发表在《纽约客》上的文章引起了我们的注意，让我们不禁想起《大机器停止》。我们越来越远离大自然，花在从大自然的馈赠中获益的时间越来越少。但我们与大自然的连接至关重要，并在对抗失联综合征方面发挥着巨大的作用。大自然影响我们感受平衡、体贴和同情心的能力，也给我们的健康带来了一系列福祉，包括降低炎症和应激激素水平。在失联综合征成为一种常态时，我们需要与周围的大自然重新建立连接——这是健康的本源。

BRAIN
WASH
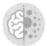

奥斯汀重归大自然

我人生中压力最大的经历是当住院医生时的经历。我离开医院时总是精神恍惚、情绪低落，无法为患者提供护理。我记得我曾坐在沙发上，盯着墙壁看了很长时间，我的大脑已超负荷运转。冬天的时候，我在黑暗中骑自行车上下班，有时一连几天都看不到太阳。这就是我每周长达 80 小时的日程安排。

在令我精疲力竭的轮岗期间，每周我可以休息一天。在这难得的休息日里，我努力完成前几天推迟的所有事情。遗憾的是，恢复精神健康本该是我的首要任务，却常常让位于洗衣和购物等琐碎事务。勉强支撑着是一种持续的挣扎。当我的休息日终于到来，把那些基本家务做完之后，我发现除坐在那里等第二天重新开始工作以外，几乎什么都做不了。

最后，我终于受够了，决定尝试去做一些新鲜事。休息日我没有待在家里，而是开车几小时离开小镇，来到位于俄勒冈州和华盛顿州西部的温带雨林。森林里幽寂、黑暗，还下着雨，置身其中简直太奇妙了。当时，虽然我还并不了解大自然这种疗愈作用背后的科学原理，但它改变了我。

在森林里，我的身体和精神都逃离了无菌的、有温度控制的医院病房。当我在泥地中跋涉，拨开潮湿的树叶时，想起了大自然之美以及生物之间的相互连接。我越来越感谢我生命中的种种际遇，感谢我的健康身体使我能够在森林中徒步穿行。我也越来越感激有机会照顾他人。

远离大自然加重失联综合征

大自然是最根本的连接物，是我们生命的本源，也是我们的第一个家。我们的基因在大自然的影响下发展了数百万年，多接触大自然当然对我们有好处。远离大自然会加重失联综合征，使我们远离幸福和进化的根源。多接触大自然是保持健康和快乐的最简单的方法之一——你只需走出去。现在，终于有研究证明，当进行户外活动时，我们的身体和大脑会运转得更为出色。

接触大自然可以改善我们的健康状况，虽然我们对其确切机制的认识可能还处于初级阶段，但最重要的是，认真思考我们已知的。除了已提及的种种好处，大自然还有助于我们减轻应激激素水平，降低炎症，增加我们的共情行为。从本质上说，它有助于重塑大脑，使其更健康，并提高我们的专注力和长期满意度。大自然为忙忙碌碌、压力重重的现代生活提供了原始的解毒剂，让我们重新认识电子屏幕之外缤纷多彩的美妙世界。这就是大自然疗愈失联综合征的方式。如果你置身于森林中或离城镇几千米远的广袤沙漠中，你的手机可能没有信号。（这通常是一件好事！）你也不用面对城市的快节奏和喧嚣。让自己远离网络，即使很短的一段时间，也能让你的大脑有机会喘口气。此外，大自然有助于提升正念，这是抵御失联综合征的主要方法。我们将在第9章中详细介绍正念，其中心思想就是正念有助于重置我们的大脑，使我们能够更客观地看待世界——激活前额叶皮质。大自然和正念之间的关系是相辅相成的：大自然帮助我们提升正念，正念让我们感觉与大自然的联系更紧密。

大自然不仅在我们身边，我们的身体本身也属于大自然。身体是我们所栖居的庞大生态系统的缩影。细胞构成和DNA都体现了大自然母亲的完美，而且体内和体表还有数万亿有益的有机体居住在我们自己的细胞中。这些微生物已经伴随我们数百万年了。我们需要认识到赖以生存的自然界固有的美丽、神奇和有益于健康的力量。让我们先看看远离大自然带来了多少变化。

缺乏户外活动导致 "大自然缺陷障碍"

原始人类从非洲大草原上起源，向全球各地迁徙。每当来到一个新环境，我们的祖先都面临着种种挑战，比如需要适应新的温度、地形和食物来源。在我们的进化过程中，了解大自然是生存的基础。我们需要知道哪些植物可以食用，哪些植物有毒，哪些植物具有药用价值。今天的我们可能不会注意到天气的细微变化，但这些变化很可能为我们的祖先提供救命的信息。潮汐的涨落和动物的迁徙决定了人们获得营养的途径。但我们确实已经远离了大自然。

1900 年，农村人口与城市人口的比例约为 7∶1。如今，全球人口的一半以上居住在城市中心区，预计这个数字还会随着时间的推移而增长。到 2050 年，近 70% 的人类将生活在城市中。虽然我们为现代人找到了一个新的家园，但它对我们有什么影响呢？事实是，这不确定。这个重要的问题从未被深入研究过。这就是为什么梅奥医学中心启动了一个名为"健康人居实验室"（Well Living Lab）的重大项目。这项持续多年的研究旨在了解建筑环境（指人们生活、工作和娱乐的人造空间，包括高层建筑、住房、道路、公园）对其居住者健康的影响。"健康人居实验室"自称"第一个专门致力于研究室内环境对人类健康现实影响的实验室"。

我们所知道的是，在相对无菌的现代世界里出生的儿童往往比前几个世纪出生的儿童患哮喘、自身免疫性疾病和食物过敏等疾病的风险更高。"卫生假说"（hygiene hypothesis）提出，西方国家中患有这些疾病的人数上升可能部分归因于缺乏与大自然及微生物的接触。该假说认为，我们在进化过程中会从一定程度的肮脏中获益，而我们现在居住的这个清洁的世界会干扰我们的免疫系统。有些人建议通过给孩子开寄生虫来逆转这一过程，以更好地发展他们的免疫系统，并最终帮助他们预防疾病！虽然我们还不推荐这样做，但这些研究数据确实有力地证明了生活中该多接触大自然，多接触泥土。

　　向城市化转变也改变了我们的工作环境，因为我们中的很多人不再从事户外劳动了。这会让我们付出代价吗？ 2016 年的一项研究调查了在室内工作空间中重新引入少量大自然环境是否能改善心理健康。工作场所中的大自然因素预示着更健康的整体状况（如抑郁症和焦虑症更少）以及更高的工作满意度。我们在这里讨论的并非巨大的改变。这些研究人员将盆栽植物甚至大自然照片归类为"大自然元素"。我们很高兴得知，在工作空间中放一张大自然风景照片或一株小植物都有可能带来改变。但如果我们认为这和真正的户外活动效果一样，那就是在自我欺骗。新鲜空气、阳光和野生植物是不可替代的。

　　尽管如此，美国人一天中 87% 的时间是在室内度过的，6% 的时间是在车里度过的。我们与现代世界的互动几乎全部发生在这样或那样的墙壁之间，以及人工照明和有限的环境中。我们与户外的互动主要来自窗口、虚拟的在线体验和记忆。2018 年，在一项针对 2 000 名加拿大人的富有启发性的调查中，87% 的受访者表示，他们在大自然中感到更快乐、更健康、更有效率。然而，大约 75% 的人认为待在室内更舒适。就像被驯化的家养宠物一样，我们已经成为一个室内物种。

　　这不仅仅意味着我们会失去沐浴阳光或呼吸新鲜空气的机会，也可能会导致我们患上"大自然缺陷障碍"（nature deficit disorder）。这一概念是由记者兼畅销书作家理查德·劳夫（Richard Louv）提出的。劳夫是"维生素 N"的倡导者，其中 N 指的是 nature（大自然），他参与创立了一个组织，以帮助儿童、家庭和社区与大自然建立连接。他知道回归大自然的价值和重要性，你也应该知道。让我们回顾一下大自然对我们健康的诸多贡献，然后看看为什么与它建立连接是对抗失联综合征的重要手段。

大自然有助于从疾病和损伤中恢复

19 世纪，肺结核在整个欧洲肆虐。尽管许多人试图开发有效的治疗方法，但似乎都没有效果。于是，"户外空气治疗"应运而生。正如《皇家医学会杂志》（*Journal of Royal Society of Medicine*）所描述的那样，该治疗方案强调充分接触户外环境，"白天（如果可能的话，让患者待在户外）和夜晚（开大窗户）都要让患者接触新鲜空气"。这种治疗方案似乎比以前的任何尝试都要有效得多，但没有人知道确切的原因。我们现在认为，这种治疗方案所带来的疗效可能是由于阳光照射及其在维生素 D 生成中所起的关键作用：维生素 D 能增强人体对结核病的先天免疫力。20 世纪早期，结核病疗养院在美国广泛存在——当时抗生素尚未被发明，治疗感染的方法相对匮乏。亚利桑那州的阳光和干燥的沙漠空气吸引了许多患有肺结核、风湿病、哮喘和其他疾病的人。一个个帐篷和小屋构成了结核病营地。那时人们就知道户外活动对健康有显著的益处，尽管无法科学地解释这一点。我们才刚刚开始确切地了解大自然为什么以及如何发挥这种魔力。

1984 年，著名生物学家爱德华·威尔逊（Edward O.Wilson）在他的亲生物假说中描述了大自然可能带来的益处。1993 年，威尔逊和社会生态学家斯蒂芬·凯勒特（Stephen Kellert）编辑了一本论文集《亲生物假说》（*The Biophilia Hypothesis*）。在该书中，凯勒特宣称"人类对大自然的依赖远远超出了简单的物质和物质供给问题，还包括人类对审美、智力、认知甚至精神意义和满足感的渴望"。威尔逊的亲生物假说表明，我们与大自然有着与生俱来的联系，这种联系超越了人们通常对人类与大自然关系的看法。现在我们理解了这个理论的正确性。

同年，罗杰·乌尔里希（Roger Ulrich）博士在《科学》（Science）上发表了一篇具有里程碑意义的论文，题为《看向窗外也许有利于手术恢复》（View Through a Window May Influence Recovery from Surgery）。如你所料，医学界充满了关于帮助患者从疾病中恢复的最佳方法的讨论。我们已经认识到，治疗急性病症只是治疗的一部分，在手术后，长期的疗愈过程至关重要。为此，我们不能忽视这一迅速扩展的研究领域。这些研究表明，接触大自然有助于从疾病和损伤中恢复。

乌尔里希博士综述了宾夕法尼亚医院的术后患者记录，并将他们的结果与那些被安置在相同病房的患者的结果进行了比较，两组患者只有一个区别：一组病房的窗户正对着砖墙，而另一组病房的窗户正对着树木。窗户对着树木的患者出院更早，需要摄入的止痛药更少。他们的护士所记录的诸如"沮丧、哭泣"和"需要很多鼓励"的可能性也降低了 1/3。乌尔里希博士的论文此后继续影响着医疗中心的设计方式。医院被规划得像呆板的企业办公室的日子已经一去不复返了。今天的设计旨在营造一个令人感到平静的环境，有室内和室外花园、艺术装置、"生动的"墙面、能够提供充足光线和开阔视野的玻璃外墙，并采用木材和石头等天然材料来建造。自乌尔里希博士做出具有启发性的论述以来，我们注意到有多项研究证实，接触大自然可能会大大改善疗愈过程。例如，2011年的一篇论文研究了坐落于挪威一个山村里的一所心肺康复中心的278名患者，并比较了能看到大自然的患者和被建筑物挡住视线的患者的疗愈效果。这项研究再现了乌尔里希博士几十年前记录的情况：窗户被建筑物遮挡的患者，其身心健康状况比窗户没有被遮挡的患者差。

朴成贤（Seong-Hyun Park）博士一直对大自然在改善术后恢复中所起的作用特别感兴趣。在她的一项研究中，她将90名做了阑尾切除术的患者随机分配到相同的病房，只是有些病房里放置了植物或鲜花。她发现，放置了植物的病房内的那组患者，其心率和收缩压明显低于没有放置植物的病房内的那组患者。前者也较少需要使用止痛药。大多数接触植物的患者认为绿色植物是他们病房里最好的事物。他们对这一体验的反应表明，与对照组病房患者的体验相比，"绿色"病房"更令人满意、放松，更舒适、色彩丰富、气味宜人，更令人平静，更有吸引力"。此后，朴博士在类似的研究中重复了这些发现。

虽然从表面上看，这可能不是革命性的发现，但一株简单的盆栽植物就能显著改变患者在医院的预后，这一事实有着重大的意义。这再次证明了我们的身体受大自然和它的治愈特性的吸引。虽然乍一看较低的血压、较低的心率和较高的放松感似乎与大脑无关，但它们与杏仁核和我们的应激反应密切相关。

进一步研究大自然对住院患者的益处表明，植物可能甚至不需要出现在患者身边，患者就能从中受益。2012年，阿姆斯特丹的研究人员设置了一个医院候诊室，里面要么放置了真正的植物，要么贴了植物海报，要么根本没有植物。他们能够证明，与没有植物的候诊室

相比，植物海报和真正的植物都降低了患者的应激水平。在另一项由
梅奥医学中心做出的研究结论中，认为仅仅是大自然的声音和音乐的
混合就能够降低患者的焦虑和疼痛评分。

　　世界各地的医生都开始重视这些研究。2018 年，苏格兰的医生
们开始开具户外活动处方。英国国家卫生服务机构鼓励医生向患者分
发由英国皇家鸟类保护协会撰写的小册子，上面提供了散步的建议以
及寻找哪种野生动物的建议。现在甚至有一个网站，美国医生可以在
上面打印处方，让你去你最喜欢的公园游玩！

大自然有疗愈效果并能创造连接

　　日本人重视大自然治愈力的时间要比美国人长得多。他们甚至为
花时间在大自然中享受其疗愈效果的做法取了一个名字：森林浴。森
林浴于 20 世纪 80 年代在日本发展起来，自那以后已成为日本医学
界预防性保健和治疗的基石。日韩两国研究人员的研究成果已经形成
了一套丰富的科学文献，充分佐证了花时间待在充满生机的森林树冠
下有益于健康。现在，他们的研究正在帮助世界各地发展森林浴。同
样的研究也揭示了森林浴如何有助于逆转失联综合征。

　　这一理念并不复杂：只要能以一种放松的方式漫步于某个大自然
区域，就能起到平复内心、增强活力和恢复健康的作用。虽然过去我
们也知道这一点，但仅凭直觉知晓。（可能因为这是我们与生俱来的
本能。）自 20 世纪 80 年代以来，科学界就一直在努力寻找关于待在
野外和大自然中有疗愈效果的证据。

大自然对人们的健康产生影响的方式之一似乎是通过人们的嗅觉实现的。这可能是我们容易被气味清新的树木和花朵，甚至与之气味相近的空气清新剂和香水所吸引的部分原因。研究已经将嗅觉与免疫功能，甚至情绪、认知和社会行为联系起来。植物香料本身就具有疗愈功效。1937 年，俄罗斯生物化学家鲍里斯·托金（Boris P.Tokin）创造了"植物杀菌素"（phytoncide）一词，它指的是植物释放的一种有助于防止自身腐烂或被虫子吃掉的物质。植物杀菌素是森林香气的来源，它们是赋予精油特有气味的化学物质。事实证明，它们也可能是非常强大的健康工具，特别是在提升我们的免疫力方面。

大自然的气味和免疫功能之间存在何种联系？接触大自然已经被证明可以增加我们免疫细胞的数量。在一项试验中，研究人员在一个寻常的工作日检测了女护士的血液和尿液，然后让她们在森林里待了三天两夜后再次检测。研究人员发现，护士血液中的"自然杀伤细胞"（natural killercells）水平显著增加，尿液中的肾上腺素和去甲肾上腺素水平显著降低——这两种物质是交感神经系统和应激反应的主要构成物质。自然杀伤细胞，有时缩写为 NKs，其对人体抵抗病毒和肿瘤的能力至关重要。这些试验结果表明，在经历森林之旅后，护士的免疫系统得到了增强，交感神经系统的激素水平降低了。研究人员对男性志愿者进行了类似的试验，发现在大自然中待上一天会使血液中的自然杀伤细胞显著增加，尿液中的肾上腺素水平下降。在这两项研究中，研究人员认为这些影响可能归因于森林中的植物杀菌素。他们还将植物杀菌素与较低水平的应激联系起来，这可能使免疫功能得到改善。然而，与增强免疫功能作用同样重要的是大自然在这些试验中的去应激作用。请记住，慢性应激会使前额叶皮质离线，因此大自然能通过降低我们的应激激素水平，让我们持续保持更高的思维水平。

精油（植物杀菌素）的部分吸引力在于我们吸入这种物质时感到放松。（这是精油在水疗中心很受欢迎的原因。）因此，毫不奇怪，另一项研究发现吸入雪松油气味会引起副交感神经活动增加——这通常与放松状态有关。在一项测试闻柏树油影响的研究中，研究对象的副交感神经活动也增加了。值得注意的是，与放松相关的副交感神经系统平衡了与应激相关的交感神经系统（战斗或逃跑反应系统）。这两个系统之间的平衡很重要。但是大脑的哪一部分会让我们陷入交感神经模式呢？你猜对了：杏仁核。

自 2010 年以来进行的关于香气对人脑功能影响的研究取得了惊人的成果。这些研究表明，仅仅闻一闻某种香味就能将与疾病和认知能力下降有关的脑电波转变为与健康有关的脑电波。这怎么可能呢？事实证明，香味化合物能够穿过血脑屏障（blood-brain barrier），与中枢神经系统的受体相互作用。血脑屏障是血液和大脑之间的一道生物屏障，作用是防止潜在的有害物质破坏中枢神经系统。2016 年的一篇论文对几项研究做了综述，指出："香味的嗅觉刺激会立即引起生理参数上的变化，如血压、肌肉张力、瞳孔情况、皮肤温度、脉搏率和脑活动。"这篇论文详细地描述了这些联系，解释了从新鲜的薰衣草和洋甘菊到熏香和精油等各种气味是如何影响大脑的不同部位的。研究人员得出结论，"香味直接和／或间接影响人的心理和生理状况""香味显著调节不同脑电波的活动，并对大脑的各种状态产生影响"。这应该会让我们下次闻到花香或美妙的香水味时有所思考。

当然，接触大自然对健康的益处似乎比我们通过鼻子获得的益处要广泛得多。可以说，森林浴研究正在蓬勃发展。每年都有越来越多的人发现这种做法对健康有促进作用。在这一点上，经过科学研究确认的益处包括：

- 增强免疫系统功能，增加身体中自然杀伤细胞的数量和活跃度。
- 降低血压。
- 提高应激能力，从总体上减少应激。
- 改善情绪。
- 提升正念。
- 提高专注力，尤其对患有注意缺陷多动障碍（ADHD）的儿童有益。
- 促进术后或疾病的恢复。
- 提升精力。
- 改善睡眠。

> 无数疲惫不堪、神经紧张、开化过度的人们开始发现，
> 去爬山就像回家了一样。踏足野外对我们是必要的。
>
> ——约翰·缪尔

虽然这样做的益处似乎显而易见，但梳理一下户外活动影响我们情绪的方式还是很重要的。但正如在第 1 章中所提到的，抑郁症和自杀率在现代有了显著上升。然而，目前治疗抑郁症的方法还有很多不足之处。事实上，目前医生开出的唯一循证选项是药物和认知行为疗法（CBT）——这是一种旨在改变消极思想和行为的心理疗法。但即使是认知行为疗法，其效果也有可能通过大自然来增强。一项非常吸引人的研究考察了在户外进行认知行为治疗是否会增加该疗法的效果。在研究中，一组抑郁症患者在医院接受认知行为治疗，而另一组抑郁症患者在森林中接受同样的治疗。研究发现，根据既定的抑郁症

量表，森林组的抑郁症状下降了 61%，而医院组的抑郁症状只下降了 21%。

另一项研究考察人们花在绿地上的时间与患抑郁症风险之间的联系。不出意料，研究发现，每周在大自然中待上 5 小时或更长时间的人患抑郁症的风险明显较低。研究结论表明，"接触大自然作为一种容易获得且低成本的疾病预防方法，有着巨大的潜力"。

让我们来关注这种讨论的另一面：科学将如何解释接触大自然会增加快乐（而不是降低患抑郁症的风险）呢？2014 年，一项元分析研究了大自然是否与快乐有关。该研究总结了涵盖约 8 500 人的数场试验，发现"与那些和大自然接触较少的人相比，与大自然连接紧密的人往往会体验到更多积极的情感、活力和对生活更高的满意度"。研究人员采用 GPS 定位服务这一现代科技来研究大自然与快乐之间的关系。在一项精巧的研究设计中，研究人员随机询问了 2 万名实验参与者的情绪，并将这些信息与他们所处的地理位置进行了比较。通过 GPS 可以精准地发现他们是在公园里还是在大楼里。研究人员收集了约 100 万个回复，结果显示，当人们的 GPS 坐标接近绿地或大自然栖息地，而非城市环境时，人们明显更快乐。

> 接触大自然，使世人亲如一家。
> ——威廉·莎士比亚（William Shakespeare）
> 英国文学史上最杰出的戏剧家

人们认为大自然发挥其有益于健康作用的方式之一是对抗应激。当然，这很有道理。放松和大自然这两个词结合在一起是有原因的。

正如我们前面提到的，大自然激活了促进放松的副交感神经系统，抑制了促进应激的交感神经系统。大自然还被证明可以降低皮质醇水平。因此，如果大自然帮助我们管理慢性应激，它很可能把大脑的控制权还给我们，从而让我们更好地进行自我控制，做出更深思熟虑的决定，并改善对情绪和冲动的调节——因为我们知道长期的应激会损害前额叶皮质，并强化杏仁核。简言之，大自然能让我们重新控制大脑，并帮助我们缓解失联综合征。

> 不要抗拒大自然，毕竟，她的存在没有别的目的，她每时每刻都在竭尽全力使我们健康。
>
> ——亨利·戴维·梭罗（Henry David Thoreau）
> 美国著名作家、改革家和哲学家

大自然改善情绪的力量要归功于太阳。当阳光照射到皮肤时，会促进人体产生维生素 D，这种激素不仅对各种生物变化过程至关重要，而且直接关系到大脑合成血清素的能力。研究衰老和疾病预防的科学家朗达·帕特里克（Rhonda Patrick）博士很好地描述了这一点。她认为，在美国人中普遍存在的维生素 D 缺乏症可能会导致抑郁症。多数旨在改善情绪的处方药，据称是通过增加可利用的血清素来发挥作用的。但这项新研究表明，仅仅通过晒太阳或服用维生素 D 补充剂来增加维生素 D 的水平，就能很好地改善情绪——这很可能是通过提高血清素水平来实现的。

以下是一些惊人的科学发现：接触大自然可能会让我们的行为变得更好。这可能是通过引发惊叹来实现的。在一系列引人注意的研究中，加州大学尔湾分校的保罗·皮夫（Paul Piff）博士和他的同事研究了接触大自然的影响，以及惊叹在改变我们行为倾向方面所发挥的作用。皮夫博士将惊叹描述为"对感知上超越当前种种参考框架的巨大刺激的情绪反应"。在他们的研究中，他的团队表明，引发惊叹会增加道德决策、慷慨和亲社会价值观。随后，他们证实，通过接触一群高大的树木来引发惊叹，会"增强亲社会行为并减少支配感"。惊叹似乎具有独特的强大力量。当你目睹令人惊叹的事物时，特别是第一次体验这种感觉时，会有一种时间近乎停止之感。想象一下，当你站在大瀑布前，或看着彩虹的颜色越来越浓的时候，是不是会感到心神安定、天人合一，而非心浮气躁、茕茕孑立？

2012 年，研究人员证明了这种感觉是可测量的。与其他情绪相比，惊叹让实验参与者觉得他们有更多的时间可用。更重要的是，在同一组实验中，那些体验过惊叹的人更愿意成为志愿者，并且"相比获得物质产品，他们更喜欢获得体验"。研究人员得出结论："惊叹的体验让人们活在当下，让人们对生活更满意。"

当看到令人惊叹的大自然时，我们与他人互动的方式会受到重大而积极的影响，这令人倍受触动和鼓舞。对大自然的惊叹提醒我们，人类在宇宙中是多么微不足道。这让我们关注他人，而不会过度高估自己的价值。惊叹也能够减少那些把我们拖入不快乐和不断攀比的无底洞般的物质欲望。在一个助长自恋和物质主义的世界里，这些潜在的益处很重要。惊叹可以改变我们的看法，以更好地共情。它有利于让我们成为更好的人，来抵抗失联综合征。

在皮夫博士进行的另一系列实验中，他的团队研究了接触大自然之美是如何改变人们的视角的。研究人员发现，"接触更多美丽的大自然图像（相对于不那么美丽的大自然图像）会让实验参与者更慷慨和更信任他人"。"在实验室里接触更漂亮的植物相对于接触不那么漂亮的植物会让参与者表现出更多的助人行为"。这项研究进一步强调了这样一个事实：接触大自然让人们的亲社会行为有了实质性的提升。当我们享受夕阳或远足（最好是和朋友一起）时，我们会成为最好的自己。

共情从何而来？科学家们用两种不同的方式研究了这一问题，但二者都显示出了大自然增加共情行为的力量。在一组实验中，让实验参与者观看城市景观或大自然景观，然后用功能性磁共振成像对他们的大脑进行成像，看哪部分更活跃。不出所料，与观看大自然景观的参与者相比，观看城市景观的参与者，其杏仁核更活跃。至于另一项实验，是让一个学龄前儿童在没有任何数字媒体设备的森林里待上 5 天。你猜会发生什么？这个问题在 2014 年有了答案。实验中，51 名学龄前儿童"在一个不允许看电视、电脑和手机的过夜野营地待了 5 天"；在城市里，54 个年龄相仿的孩子则继续像往常一样使用智能手机、平板电脑、电视、电脑和所有其他带屏幕的电子产品。在 5 天之前和之后，研究人员向两组孩子展示了人物的照片和视频，并要求他们确定人物的情绪状态。这是一种测量儿童感知他人情绪的方法。研究结果很能说明问题；5 天不接触数字媒体的学龄前儿童在识别他人的情绪线索方面表现得明显更好——这是成功建立人际关系和表达共情的重要技能。在大自然中待几天，远离屏幕，一切都变得不同了。

如果我们了解到表达共情的能力似乎需要一个功能健全的前额叶皮质，而且如果大自然似乎可以提高共情能力，那么发现强大的前额叶皮质与大自然之间存在联系也就是正常的了。事实上，2019 年发表在《科学报告》（*Scientific Reports*）上的一篇论文显示，前额叶皮质的较高活跃度与"高频率的日常亲环境行为"有关。前额叶皮质和大自然之间的联系似乎是双向的，它们互相促进。

值得注意的是，大自然也具有抗炎作用，这反过来可能有助于保持前额叶皮质的健康和活跃。多项研究已经证实了这一发现。例如，2012 年的一项实验测量了两组男性大学生的应激和炎症血液标记物的差异，将他们分别送到森林和城市中。在实验前的实验室研究中，两组男性的应激标志物和炎症水平没有显著差异。但分别在森林和城市待了两个晚上后，情况就出现了变化。森林组与城市组相比，炎症标志物 TNF-α 和白细胞介素 6 的水平显著降低。内皮素 1 是血管疾病的炎症标志物，在森林组中也较低。应激激素皮质醇的水平也是如此，你应该记得，它与切断前额叶皮质和杏仁核之间的连接有关。

如果你还在持犹疑态度，或者觉得提高效率比花时间待在户外更重要，那么你还需要补充了解一些其他东西。大自然（以及与数字产品连接的中断）可能会为你的认知水平带来实质性的提升。2012 年的一项研究测试了 56 名男性和女性在为期 4 天的大自然徒步旅行前后创造性解决问题的能力。研究人员发现，"在大自然中沉浸 4 天，以及相应地与多媒体和科技产品中断连接，使他们在解决需要创造力的问题方面的表现提高了整整 50%"。不管你是否喜欢徒步旅行，这一发现都是不容小觑的。

大自然对我们专注力的积极影响早有文献记载。甚至还有一种解释这种影响的理论，叫作注意力恢复理论，是心理学家斯蒂芬·卡普兰（Stephen Kaplan）和雷切尔·卡普兰（Rachel Kaplan）在 20 世纪80年代末、90年代初提出的。这个时期技术飞速发展，室内活动不断增加，人们对大自然缺位的担忧不断增加。注意力恢复理论假设大自然除了磨炼我们的注意力和专注力，还有助于在我们运用心理能量后恢复注意力——例如，在我们为一个项目或一项任务不知疲倦地熬夜工作后。大自然通过加强前额叶皮质的连接来恢复大脑活力。这些连接还可以增强专注力。

从更宏观的角度来看，科学家们一直在研究大自然对我们整个生命周期的影响，并得出了一些惊人的结论。2008年《柳叶刀》（*The Lancet*）的一项大型研究调查了4 000万名英国人，并根据他们生活环境的"绿色"程度对他们进行分类。例如，他们家附近几千米内有多少绿地。绿色空间被定义为"开放的、未开发的、有天然植被的土地"，包括公园、森林、林地和运动场。研究人员发现，生活在最绿地区的人死于循环系统疾病的概率最低，寿命也比环境不那么绿的人更长。在2017年进行的一项涉及170万名加拿大人的大型研究中，那些住所周围有很多绿色植物的人，过早死亡的风险要低10%左右。2017年的另一项大型研究分析了420万名瑞士人，研究结果呈现出同样的关联：住宅绿化降低了过早死亡的风险，即使是在控制了污染和其他有害环境暴露的情况下也是如此。2015年，一项更早的针对现有研究的大型综述也得出了相同的结论。

所有这些研究的一个关键结论是，大自然有疗愈效果并能创造连接。它通过一系列化学机制（如减少应激激素和炎症）和神经系统机制（如改善注意力和记忆力）来实现这一点。大自然最终会重塑大脑，以使我们获得平静的快乐，并对身体的整体生理机能有益。它可以积极地与我们的免疫系统相互作用，从生理上改变脑电波，改变整个大脑的活动，促进亲社会和利他行为，而不是失联综合征定义下的物质主义和自我中心倾向。很明显，我们需要亲近大自然才能充满活力地生活，并且我们可以获得与大自然接触的益处。

在从事这项活动时，我们会建议你通过结合另一项"排毒大脑"活动来享受大自然，比如冥想。你可以在大自然中独坐，也可以和朋友一起去做。你可以在大自然中锻炼，在户外野餐等。

在这个世界上，我们不断受到威胁，阻碍我们成为那种富有同情心、共情能力和前瞻性的人，若了解到仅仅接触大自然就有助于回归正轨，这是多么美妙的事情。明天，看看你能不能在大自然的阳光下醒来：如果天气允许的话，打开窗户。为你的办公室买一株植物。试试某种精油。计划每周至少在大自然中待 30 分钟——至少！这意味着你可以去公园散步或去当地山区远足。（附带的好处是可以和一两个朋友相聚。）尽可能在户外运动。考虑在下一个假期来个生态之旅。大自然是你"排毒大脑"的重要组成部分。大自然对健康的益处如此容易获得，"绿色药丸"应该成为我们所有人的标准处方。

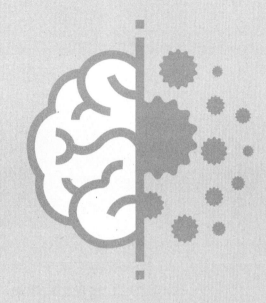

第7章

改变餐桌
正确的食物可以重塑大脑

◎ 加工食品是如何接管你大脑的决策和情绪调节功能的？

◎ 我们为什么难以拒绝高糖、高油类不健康食品？

◎ 不健康的饮食是如何导致人们患上抑郁症的？

我们并不是因为吃得过多而发胖，而是因为我们正在发胖
才导致我们吃得过多。

——加里·陶布斯（Gary Taubes）

《我们为什么会变胖》（*Why We Get Fat*）作者

在 20 世纪上半叶，一个规模空前、意义重大的非官方实验在美国悄然展开，即数百万人食用经过化学改造的代餐食品。这些缺乏营养的食品被分发到全国各地，用经生物工程改造的替代品取代真正的食物。这项实验花费了数十亿美元，要求食品生产商能够让人们对这些食品极度上瘾，而且容易获得。营销人员通过最新的科学手段来利用人们的大脑。他们聘请体育界和娱乐界的名人来推广这些合成食品，仿佛它们可以改善每个人的生活（和外表）。这个大规模的实验对年龄、种族或性别没有限制。政府帮助支付了这笔费用。这种对美国人饮食的操纵带来了灾难性的后果。

在这个实验开始后的几十年里，其后果已极其明显。

许多实验参与者患上了肥胖症、糖尿病、心血管疾病、癌症和痴呆症。他们的身体和大脑开始出现问题。实验者们否认对此负有责任，并把责任推给那些吃了他们有毒食品的人。这个规模巨大的实验还在继续，没有受到任何限制。美国人通过吃下的每一口加工过的工程食品来参与到实验中。他们的外表并没有越来越像那些每天兜售这些食品的名人那样。大多数人不仅超重或肥胖，而且由于这种饮食习惯，还遭受慢性、可预防疾病的折磨。正如小儿内分泌学家罗伯特·卢斯蒂格（Robert Lustig）博士在 2017 年的一篇论文中所说的那样："加工食品是个失败的实验。"

2019 年发表在《美国医学会杂志》上的一项大规模研究得出了一个惊人的结论：加工食品消费的增加与"全因死亡"风险增加 14% 有关。2019 年发表在《柳叶刀》上的另一项研究也同样令人震惊，该研究指出，在全球范围内，2017 年每 5 个人中就有一个人的死亡与不良饮食习惯有关。这些统计数据是失联综合征普遍存在的明证。如果我们选择不良饮食习惯，就会遭受严重的后果。我们与滋养大脑和身体的食物失联了。

远离真正的食物不仅仅会导致糖尿病和心脏衰竭等疾病。正如我们在第 1 章中解释的那样，现代超加工食品是一种生物战争的表现形式，它接管了大脑的决策和情绪调节功能。它激活了令人成瘾的大脑网络，创造了一些现有的效力最强的致病通路。我们经常谈论食疗的作用，但必须消除典型的不良饮食习惯的潜在危害，以重塑我们的思维、行动和整个大脑结构。

食品科学从未像今天这样复杂。如果你能深入某家大型食品或饮料公司的生产车间，你会对他们的所作所为感到震惊。有些车间真的很像科学实验室，食品技术员穿着白大褂，戴着护目镜。在现代食品加工方法出现之前，食物是通过种植、养殖或搜寻获得的。今天，食品标签上化学实验室合成的物质数量惊人。例如，你可能对焦磷酸钠、乙酰化单甘酯和硝酸硫胺感到陌生。但如果说"鸡块"、"羊角面包"和"奶油饼干"，你可能更容易理解。

美国政府最终放弃了支持低脂肪、高碳水化合物饮食的立场。但是，通过对玉米（以及其他农产品，如小麦和大豆，通常被转化为精制的、高度加工的食品）生产提供财政补贴，美国政府仍间接地补贴了往肉类、番茄酱等各类食品中添加高果糖玉米糖浆的行为。这意味着美国的纳税人正在为添加进他们食物中的糖而买单，并将再次为糖过量所不可避免地导致的各类疾病而付出代价。当思考政府的饮食建议是否真的以我们的最大利益为导向时，仅这些事实就应该让我们深思。

食品添加剂是一个庞大的产业。根据美国食品药品监督管理局（FDA）的相关说明，食品添加剂是"有明确的或合理的预定目标，无论直接使用或间接使用，能成为食品成分之一或影响食品特征的物质"。FDA 的网站概述了彩色染料等食品添加剂融入我们饮食的各种方式，指出"现在，色素被认为是几乎所有加工食品的一个重要组成部分"。他们的条文摘要最后说，"消费者应该对他们吃的食品感到放心"。

多么古怪的说法。美国政府告诉我们，我们吃的食物是安全的。遗憾的是，数据显示并非如此。我们吃的食物不一定是"安全的"，至少从标准的美国饮食对身体的长期影响的角度来看并不一定安全。我们不再怀疑这种标准饮食是导致糖尿病、中风、心脏病、高血压、癌症、痴呆症等各种病的主要原因。我们也知道这些疾病是美国人死亡的主要原因之一。

FDA 指出，"消费者通常认为添加剂在食品中发挥着各种有用的功能"。保质期和新鲜程度是有用的，但甜度对我们意味着什么？2016 年，北卡罗来纳大学的研究人员试图弄清楚食品中添加甜味剂的情况有多普遍。他们调查了在美国销售的 120 万种食品，令人吃惊的是，68% 的食品添加了甜味剂。2019 年，哈佛大学陈曾熙公共卫生学院的研究人员发表的一项大规模研究表明，每天喝 2 杯或更多含糖饮料的人比那些不经常喝含糖饮料的人过早死于心血管疾病的风险高 31%。减肥饮料也不是一个可行的替代方案。在同一研究中，每天喝 4 杯或更多人工加糖饮料的女性，其过早死的风险也会增加。

食品公司正在向大多数食品中添加一种令人上瘾的有害物质。我们已经上瘾了。然而，当消费者无法阻止自己摄入这些食品时，人们习惯于单纯指责消费者。改变饮食习惯的第一步需要了解你到底在吃什么，你是如何被操纵去吃错误的东西，以及这些饮食习惯是如何影响你的大脑，并阻止你使用前额叶皮质来做出正确饮食决定的！让我们从导致当前食品危机的原因说起：农业革命。

史上最大的食物骗局

农业大约在 1.2 万年前出现，人类对植物和动物的驯化几乎在世界上许多地区同时展开，包括欧洲、非洲、南美洲和亚洲。人类由狩猎－采集的生活方式转向以农业为基础的生活方式是人口显著增长的原因之一。在人口数量增加的同时，人们的饮食却受到了影响。随着人们学会了养殖和种庄稼，开始摄入比身体所需要的更多的卡路里，人类在饮食上突然转变为专注于更少种类的食物。这种饮食多样性的减少很可能构成了人类历史上最重大的饮食转变。随着食物多样性的缺乏，营养物质的缺乏也随之而来。随着饮食选择变得越来越少，人们变得越来越胖。

阿曼达·穆默特（Amanda Mummert）博士是 IBM 沃森健康（Watson Health）的研究科学家，她致力于研究人类健康的发展历史和疾病过程中的文化因素。她表示，"对人类社会从采集转向初级粮食生产这一过程进行的实证研究发现，由于传染病和牙科疾病的增加以及营养缺乏的加剧，人类的健康状况不断恶化"。

农业的发展→食物多样性减少→疾病增多

贾里德·戴蒙德（Jared Diamond）是世界首屈一指的历史学家和地理学家之一，也是普利策奖得主，他曾就农业对人类健康的影响写过大量文章。他称农业是"人类历史上最严重的错误"。他指出，与早期农民相比，狩猎－采集者的饮食高度多样化，他们的大部分食物只来自少数以碳水化合物为主的谷物。戴蒙德还指出，农业革命所催生的贸易可能导致了寄生虫和传染病的传播。他甚至说，选择农业"在许多方面都是一场灾难，我们一直未能从中恢复过来"。历史学家尤瓦尔·诺亚·赫拉利（Yuval Noah Harari）在他的著作中也表达了这一观点："虽然农业革命无疑增加了人类可支配的食物总量，但量的增加并没有带来更好的饮食或更悠闲的生活。农业革命是历史上最大的骗局。"

碳水化合物的真相

我们早就知道食物就是信息。食物从我们所处的环境中向我们的生命密码，即 DNA 发送信号。我们摄入的每一口食物都会改变基因的表达，这意味着 DNA 被转化为身体的信息和生命构件。想想这样一个事实：你有能力改变自身 DNA 的活动，让它变得更好或者更坏。我们把这种由外在影响因素带来的改变称为表观遗传学。而且，事实证明，DNA 中 90% 以上与长寿有关的基因开关都受到我们的生活方式，包括食物选择的显著影响。

我们的 DNA 最适应远古时期的饮食。在人类存在于这个星球上超过 99% 的时间里，饮食中的精制碳水化合物含量要低得多，健康的脂肪和纤维含量很高。同样重要的是，从前的饮食比现在的饮食更多样。事实上，现代的西方饮食与 DNA 确保我们健康和长寿的能力相悖。我们每天都在承受这种不匹配所带来的后果。

食物的重要性不仅仅在于它能提供营养物质。每时每刻，我们对食物的选择都是对自身基因表达的控制。

食物可以增加或减少炎症。食物可以增强或减弱身体的解毒和产生重要抗氧化剂的能力。人们对食物的选择会影响大脑的结构和功能，因为食物既可以帮助我们保持理智，也可以让我们感到恐惧、受威胁和冲动。这就是科学让人着迷和惊叹之处。食物可能是改变我们行为和思维方式最有力的工具。

虽然现代农业可以生产一些健康的食物，但总的来说，大农业（通常是指以大型企业的形式经营的农业生产）生产了大量加工食品。这个行业的发展已经把美国推向了一种容易诱发炎症和疾病的精制碳水化合物饮食结构，这对我们获得和利用高级思维能力是一种明确而现实的危机。

你可能听说过，高精制碳水化合物饮食会导致血糖升高。如果你是糖尿病患者，那么你肯定从自己的经验中得知这是真的。高血糖不仅与几乎所有的慢性退行性疾病有关，而且即使只是轻微的血糖升高，也与脑萎缩甚至痴呆症患病风险的增加有关。这是有据可查的。正如《阿尔茨海默病杂志》（*Journal of Alzheimen's Disease*）上的一份报告所概述的，血糖水平超过正常范围与患痴呆症的风险急剧升高有很大的关系！为什么血糖升高会威胁到大脑？简言之：炎症。

大农业 + 大食品 = 大问题。现在大量的卡路里来自精制碳水化合物，特别是糖。当谈到食品开支时，30 年里，我们花在加工食品和甜食上的份额几乎增加了 1 倍（从 11.6% 增加到 22.9%）。据塔夫茨大学的研究人员表示，仅仅靠吃水果和蔬菜就可以给美国节省 1 000 亿美元的医疗开支。

"操纵"从很早就开始了

回想一下童年。你还记得自己最喜欢吃的麦片吗？你能想起它的电视广告或包装盒，甚至与该品牌有关的卡通人物吗？你对这种食物的记忆可能是愉快的，因为它唤起了你的怀旧之情。你已经习惯了将食物与积极的情绪联系起来。研究表明，这种积极的感受创造了对该产品的偏爱，并一直持续到成年。同样的偏爱正通过广告灌输给我们的孩子。但为什么这是一个问题呢？

食品广告业希望我们做出对人体有害的选择。他们把精力集中在最容易搞定和最脆弱的目标——儿童身上。这并不是说成年人能够不受影响。但是，终身消费垃圾食品的循环始于向最年轻一代推销这些有毒产品。从世界各地的多项研究中，我们可以看到儿童食品的广告集中在对人体有害的食品上，如饼干、薯片、盒装果汁、含糖零食和超加工快餐。

这些广告的目标很明确。这是一个多方面的、价值数十亿美元的营销计划，旨在抓住美国孩子的心，把年龄最小的美国人变成这些食品的终身消费者。实现这一目标的策略似乎不受限制。当食品企业赞助课程计划时，食品的广告就会进入学校的课程。当快餐店向成绩优异的学生赠送食品和饮料时，在少年儿童的头脑中就建立了学业成功与垃圾食品之间的联系。不健康食品的电视广告也在大量投放。最可怕的是什么？这些食品本身可能会改变儿童的大脑发育。

这一问题不仅仅存在于美国。世界范围内的研究终于呼吁加强对这些产品宣传的监管。墨西哥的一项研究发现，"墨西哥电视上宣传的大多数食品和饮料不符合任何营养质量标准，因此不应该向儿童推广"。一项综述西班牙电视广告的研究发现，超过一半的广告宣传的是不太健康的食品。伊朗最近一项针对儿童食品电视广告的研究得出了最直截了当的结论："电视食品广告并不鼓励健康饮食。"

这些广告的主要问题是：它们促进了热量摄入的增加，特别是品质低劣的食品和饮料。在 2009 年的一项研究中，总看电视食品广告的幼儿总体上多吃了 45% 的食物。最近的一项元分析研究结果表明，接触食品广告的儿童比不接触食品广告的儿童明显吃得更多。2019 年，达特茅斯学院的研究人员撰写的一篇论文引起了媒体热议，该论文显示，面向儿童的高糖谷物早餐的电视广告增加了儿童谷物的摄入量。当然，这是广告的意义所在，但操纵学龄前儿童并让他们对这些有害食品上瘾的做法是否正确？该研究的作者指出，"研究结果表明，面向儿童的广告影响开始得更早，持续的时间也比以前更长，凸显了目前向 6 岁以下儿童推销高糖食品的行业准则的局限性"。

这些广告正在使我们的孩子倾向于成瘾的、对人体有害的食物选择。这种食物选择对他们的大脑和身体造成的影响将持续一生。这就是失联综合征的扎根过程。

随着这类人群年龄的增长，他们越来越难以避免因不良食物选择而引发的结果。肥胖可能会伴随他们一生。而且，由于肥胖与大脑有关，它与冲动和慢性炎症的增加密切相关。正所谓：年轻时成瘾，终身患病。

食品企业不遗余力地将食物与情绪（如快乐）和活动（如娱乐和性）联系起来，以影响我们的购买行为。例如，由纽约大学、哈佛大学、宾夕法尼亚大学、杜克大学和辛辛那提大学的研究人员进行的一项研究发现，在体育赛事期间打广告的食品中，有 76% 是对人体有害的。

这项研究的主要负责人玛丽·布拉格（Marie Bragg）博士还调查了由著名运动员代言的食品和饮料。她和她的团队发现，很多体育明星总是推荐不良饮食选择：他们所认可的食物中有 79% 是高能量、低营养的。更糟糕的是，他们兜售的几乎所有饮料中的卡路里都直接来自添加糖。这些体育明星是年轻人的榜样。布拉格博士的论文甚至将食品行业对运动员的赞助与烟草行业多年来使用的策略相提并论。

食物的错误奖赏

重要的是要明白，成瘾的神经科学涉及大脑中特定通路的激活。我们在第 3 章中提到了这一点，解释了多巴胺的激增使我们不断地获取更多。食物影响我们思考和决策的方式一般有两种：(1) 食物影响通往大脑的炎症通路并改变其线路。(2) 食物影响成瘾回路。这两个过程密切相关。

例如，我们知道了对糖的渴望不仅仅始于大脑。事实上，炎症性腹部（内脏）脂肪过多与基于多巴胺的奖赏系统的激活之间似乎存在着联系。我们腹部的脂肪似乎有自己的打算——使我们保持肥胖。

不良饮食选择导致腹部脂肪增加，产生炎症，使我们变得冲动，更倾向于吃那些使体重增加的食物。这可能有助于解释肥胖者的高度冲动行为。与肥胖相关的炎症也预示着青少年和成年人的执行功能会变差。食物对我们的成瘾回路的影响究竟有多大？ 2013 年在南加州大学进行的一项研究显示，仅仅看到高热量、促炎性食物就可以通过刺激大脑奖赏回路和食欲来促进暴饮暴食。当参与研究的女性看到不良食物选择时，其奖赏回路被激活了。正是这些奖赏回路的激活使人们很难戒掉贪吃的习惯。这项研究的独特之处在于，研究人员将腹部脂肪的体积与大脑中奖赏回路的激活程度联系起来。最令人担忧的是，他们发现腰围越大，大脑中的成瘾回路的活跃度就越强。脂肪细胞是让我们成瘾的帮凶，最终阻断了我们与前额叶皮质的连接，从而阻止我们做出良好的饮食决定。

　　科学家研究腹部肥胖的方法之一是测量腰臀比。高腰臀比通常表明腹部脂肪含量高。2012 年，研究人员指出，高腰臀比的女性比低腰臀比的女性表现出更少的同情心，而相比之下，低腰臀比的女性更擅长识别他人的情绪状态。毫无疑问，你腰间的脂肪可能正在让你的思维和决策变得更糟糕。我们的目标是要打破这种恶性循环。

　　新的研究准确地显示了对精制碳水化合物的不健康摄入是如何改变我们的偏好的。一项试验研究了高精制碳水化合物膳食和低精制碳水化合物膳食之间的差异，发现吃高精制碳水化合物膳食的人对奖赏回路的核心部分伏隔核的激活程度明显更高。持续食用精制碳水化合物可能导致大脑将这些食物视为奖赏，强化这种对人体有害的联系。随着这些联系的加强，对含糖、含淀粉的食物说"不"就变得更加困难了。

　　触目惊心的肥胖率会不会是奖赏系统过度激活而前额叶皮质激活不足，从而导致人们拒绝不健康食品的能力受到削弱的结果？在2018 年的一项富有启发性的研究中，一个国际研究小组开发了一个理解问题食品消费的框架。研究人员认为，过度活跃的奖赏系统和不活跃的控制系统可能是决定我们吃健康食品还是不健康食品的两个主要因素。他们的结论是：这种对食品消费的失控至少可以部分地解释超重出现的原因，并可能造成肥胖症的流行。

其他已发表的论文也通过研究活跃的杏仁核和 2 型糖尿病的患病风险之间的联系进一步证实了这一点。我们知道 2 型糖尿病主要是由不健康的生活方式引起的，典型特征是高糖和精制碳水化合物的饮食习惯。我们还知道，糖尿病与炎症有着密切的联系。在这项研究中，研究人员表明，当炎症较高时，杏仁核的激活率就会升高。更重要的是，他们首次证明，人的杏仁核越活跃，就越有可能患上 2 型糖尿病，无论他们是否肥胖。

我们已经看到不良饮食对大脑的影响。那么，健康饮食对大脑有何影响呢？一项对 672 名成年人（平均年龄为 79.8 岁）的研究比较了实验参与者的饮食习惯和他们大脑皮质的厚度。研究发现，那些遵循地中海饮食，即摄入低精制碳水化合物、红肉，以及富含健康脂肪食物的成年人有着更厚的大脑皮质，包括更厚的前额叶皮质。换句话说，你的食物可以决定你的思维能力。

谈到健康的脂肪，应该指出，ω-3 脂肪酸成为健康饮食的宠儿有两个重要原因。第一，这种物质是我们食用的最有效的抗炎物质之一。第二，这种物质已被证明对大脑的高级思维有影响。2013 年的一项研究表明，随着人们年龄的增长，血液中 ω-3 脂肪酸的高含量与执行功能的维持有特殊的联系；而另一项试验发现，ω-3 脂肪酸 EPA 可能起到改善前额叶皮质氧合的重要作用。

吃饭，不只是你一个人的事

我们都听说过，怀孕的妇女需要注意饮食，因为她们是在"为两个人吃饭"。但是当考虑到食物选择会影响到体内的微生物时，就可以说每一个人都在"为数万亿的微生物吃饭"。食物不仅为细胞提供营养，还滋养了数万亿肠道细菌，同时也改变了它们的基因表达。为什么这一点很重要？让我们来简单地探讨一下这一重要事实。

肠道细菌是生存的关键。这些微生物伙伴统称为我们的微生物群，它们在许多生理功能中发挥作用：制造无法以其他方式生成的神经递质和维生素，增强胃肠功能，提供免受感染的保护，调节代谢和食物的吸收，并帮助控制血糖平衡。它们甚至影响我们是超重还是瘦弱，是饥饿还是饱腹。由于微生物群的健康是影响免疫系统功能和炎症水平的因素，这些微生物最终可能成为导致各种疾病的风险因素，如抑郁症、肥胖症、肠道疾病、糖尿病、多发性硬化症、哮喘、孤独症、阿尔茨海默病、帕金森氏症，甚至癌症。它们还有助于控制肠道通透性——肠壁的完整性，就像看门人一样。肠壁的破损会让食物毒素和病原体进入血液，引发强烈的、长时间的免疫反应。这种破损不仅影响肠道，也会影响其他器官和组织，包括骨骼系统、皮肤、肾脏、胰腺、肝脏以及大脑。

大脑排毒计划旨在培养健康的微生物群，这有助于优化大脑功能。你可以控制导致肠道微生物群对人体有害的风险因素。这些风险因素包括精制碳水化合物、糖、人工甜味剂含量高的饮食，缺乏运动，应激，甚至没有得到充足的恢复性睡眠。反过来，你可以做很多事情来滋养你的微生物群，包括吃富含益生菌的发酵食品，如泡菜和发酵酸奶。益生菌就像肠道微生物的肥料，帮助它们生长和繁殖。这些益生菌可以在普通食物中找到，如大蒜、洋葱、韭菜和芦笋。你也可以通过避免摄入转基因食品和尽可能吃有机食品来滋养肠道微生物。在动物研究中，用于转基因作物的杀虫剂已被证明会对肠道微生物群产生负面影响。

我们的食物在某种程度上已经被我们使用的杀虫剂、除草剂、激素和抗生素所改变。虽然有机食品比传统种植的食品更贵，但这是一种重新控制进入你身体的化学物质的方法。当涉及食品支出时，你要么现在为健康食品花更多的钱，要么以后花更多的钱来治疗由此产生的疾病。

食物和抑郁症之间的联系

食物和抑郁症之间存在何种联系？我们再次转向炎症的作用。当你想到抑郁症时，可能会想到化学失衡。一般的理解仍然停留在抑郁症是由大脑中的化学失衡引起的。但这种简单的解释在科学文献中已经过时了。抑郁症是一种复杂的精神疾病，有多种因素在起作用。例如，研究表明，抑郁症是一种炎症性疾病。我们在心脏病患者身上看到的升高的炎症标志物在抑郁症患者身上也会升高。借助于更好的技术和纵向研究，我们才刚刚开始了解这种联系的深度：炎症水平高与患抑郁症的风险急剧增加有关，而且炎症标志物的水平越高，特别是C反应蛋白水平越高，抑郁症就越严重。2013 年，对这一假设的元分析重申了炎症和抑郁症之间的关系。事实上，2019 年进行了几项研究，以确定抑郁症是否可以用抗炎症药物治疗。这使得抑郁症与其他炎症性疾病，如糖尿病、多发性硬化症、阿尔茨海默病和肥胖症可归入同一类别。虽然这些疾病各不相同，但它们有一个共同点：肆虐的炎症。

任何可能导致慢性、系统性炎症的因素都会增加患抑郁症的风险，如果抑郁症已经存在，也会助长这种状况。你知道我们要说什么：糖。糖和抑郁症之间的联系越来越明确。2002 年的一项研究发现，糖的消费与每年的抑郁症发病率之间存在着高度的相关性。2018 年对超过 1.5 万名成年人的研究表明，高糖摄入与抑郁症的患病风险增加 35% 有关。精制碳水化合物也是导致抑郁症的罪魁祸首。2015 年的一项研究发现，在绝经后的女性中，如果饮食中含有大量可快速消化的精制碳水化合物，那么抑郁症的患病风险就会增加。另外，根据 2018 年对几项大型研究的综述，地中海饮食，即碳水化合物含量低，富含橄榄油、坚果和种子的饮食与抑郁症的患病风险降低 30% 以上有关。

肠道微生物也在情绪和情感稳定中发挥作用。这是一个活跃且有吸引力的研究领域。大量研究表明，在大脑和消化系统之间有一条动态沟通的高速公路，通过这种双向连接，大脑接收关于你的肠道里发生了什么的信息，并将信息送回你的肠道，以确保肠道功能处于最佳状态。所有这些来来回回的信息传输帮助你控制饮食行为和消化。肠道还发出激素信号，引发饱腹感、饥饿感，甚至肠道炎症引起的疼痛感。

我们医生在肠道疾病中清楚地看到了这一点。不受控制的乳糜泻、肠易激综合征和炎症性肠道疾病等疾病通过改变人们的感受、睡眠质量、精力水平，甚至思维方式，极大地影响了人们的健康。即使你没有患这些疾病，肠道仍然对你的心理健康产生影响。一个健康的肠道确实是抵御炎症的屏障。

此外，在肠道中培养正确种类的细菌可以抑制炎症，同时帮助维持肠壁的完整性。当高炎症与抑郁症以及较少的前额叶皮质控制密切相关时，这一点不容忽视。重申一下：你的思维和感觉方式，以及你对周围世界的体验和反应，受到你的肠道健康的高度影响。这直接影响了你的食物选择。

使人快乐的化学物质：血清素

在关于情绪和抑郁症的讨论中，血清素（5-羟色胺）居于核心位置。我们知道这种物质有调节情绪的作用，许多抗抑郁药被认为在一定程度上通过提高大脑中的血清素水平来发挥作用。血清素在人体中有许多作用，可能对其他大脑精神疾病有影响，包括焦虑症、强迫症（OCD）、创伤后应激障碍（PTSD）、恐惧症，甚至癫痫。它关系到食欲和消化、骨骼健康、性、睡眠，甚至迷幻体验。

如前所述，肠道细菌帮助我们产生血清素，人体中大部分血清素——差不多90%来自胃壁和肠壁中。我们的血清素有9%存在于血小板中，它在凝血方面发挥着作用。这意味着人体中只有1%的血清素存在于大脑中！但不要让这个统计数字欺骗了你，因为血清素对健康的认知功能极为重要。

大脑中至少有14种不同的血清素受体，它们都发挥着不同的作用。血清素–1A受体被研究得最多，它与精神疾病，特别是焦虑症和抑郁症有密切联系。例如，抗焦虑药物丁螺环酮和抗抑郁药物维拉唑酮专门刺激这一受体。

在通常情况下，化学受体在反复刺激下会变得不那么敏感，因此需要越来越高的刺激水平才能产生效果。我们知道胰岛素受体就是如此。长期高水平的胰岛素会降低胰岛素受体的功能，导致了2型糖尿病。

这种现象也发生在多巴胺受体上。这就是为什么人们需要增加刺激物的水平以获得相同的多巴胺。但是，当涉及血清素-1A受体时，我们仍在试图弄清它确切的运作方式。

血清素是由色氨酸制造的。色氨酸被认为是一种人体必不可少的氨基酸，但人体不能自行制造它。这意味着我们体内的所有色氨酸必须来自食物。这就是饮食和情绪之间的明确联系。虽然尚未得到大规模研究的证实，但高色氨酸饮食已被证明可以改善情绪，并减少急性应激时皮质醇的释放。

BRAIN
WASH

富含色氨酸的食物

芝麻、火鸡、葵花籽、菠菜、亚麻籽、鸡肉、开心果、金枪鱼、腰果、螃蟹、马苏里拉奶酪、燕麦、羊肉、扁豆、牛肉、蛋类。

但当炎症性化学物质在体内以很高的水平循环时，将色氨酸转化为血清素的通路就会发生改变。也就是说，炎症会导致人体中其他化学物质的产生。应激和皮质醇水平的升高也以同样的方式对人体进行干扰。在这些情况下，色氨酸被转化成一种叫作犬尿氨酸的化学物质。这种犬尿氨酸通路激活的增加最近被认为是炎症和抑郁症之间的一个关键环节。这可能解释了炎症状况如代谢综合征、糖尿病和肥胖症与抑郁症患病风险增加之间，以及应激和种种精神健康问题之间的密切关系。

在炎症和 / 或皮质醇存在的情况下，犬尿氨酸通路被激活。许多研究表明，在患有抑郁症的人中，犬尿氨酸通路的激活确实被改变了。一些研究人员认为，这一通路的激活降低了血清素水平，导致了患抑郁症。然而，最近的研究显示，犬尿氨酸通路的神经性副产品很可能是更重要的一个因素，其会对情绪造成负面的下游效应。虽然我们已经知道抑郁症与前额叶皮质的异常有关，但新的研究表明，犬尿氨酸通路的代谢物与抑郁症患者这部分大脑皮质的厚度减少存在明显的关联。最近的数据还表明，犬尿氨酸通路的激活与女性抑郁症患者的认知障碍有关。我们仍在研究如何利用这些信息来促进心理健康。对犬尿氨酸通路、炎症以及它们与抑郁症之间关系的研究令人着迷，且正在进行中。

糖化带来的"阴影"

检测犬尿氨酸通路的代谢物是科学家们能够将炎症与抑郁症联系起来的一种方式。然而，在实验室测试中，我们将炎症与情绪联系起来已经有很长一段时间了。最广为人知的炎症标志物之一是 C 反应蛋白（CRP）。高C反应蛋白水平不仅与抑郁症的严重程度有关，而且与奖赏回路和前额叶皮质之间的连接减少有关。考虑到C反应蛋白水平在肥胖症患者体内也很高，我们发现不良食物选择、炎症和失联综合征是紧密交织在一起的（见图7-1）。

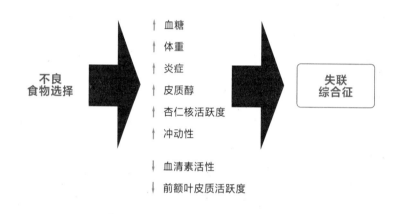

图7-1　不良食物选择与失联综合征的关系

　　我们还想讨论一下糖化血红蛋白（A1c），这种物质是几个月内体内平均血糖水平的标志物，对糖尿病患者尤其重要。糖化血红蛋白指标具体显示了有多少糖与一种叫作血红蛋白的蛋白质结合，这种蛋白质在红细胞中携带氧气。血糖越高，糖化血红蛋白就越高。糖与血红蛋白结合的过程在技术上称为糖化，这很重要，因为糖化会导致炎症增加。事实上，血液检测中的糖化血红蛋白和炎症存在直接关联。因此，当你看你的糖化血红蛋白结果时，看到的不仅仅是你的平均血糖水平，还有你体内炎症水平的指标。我们希望你能看到问题所在。

　　让我们仔细看看炎症是如何影响你的大脑的。记录全身性炎症和神经变性之间关系的开创性纵向研究之一来自 ARIC（社区动脉粥样硬化风险）研究，这是一项正在进行的研究，涉及超过 1.5 万人，始于 1987 年。该研究旨在通过多年来对 4 个不同社区的人进行跟踪调查来研究动脉粥样硬化的风险因素。这一研究允许研究人员在此过程中利用该研究的参与者和他们的数据，进行各种其他类型的研究。2017 年，来自约翰斯·霍普金斯大学、贝勒大学、明尼苏达大学和梅奥医学中心等多家机构的一大批研究人员发表了其中一项研究。研究人员测量了 1 633 人的炎症标志物，这些人在研究开始时的平均年龄是 53 岁。研究人员对参与者进行了为期 24 年的跟踪调查，随着时间的推移评估他们的记忆和脑容量。那些最初炎症标志物水平最高的人患脑萎缩的风险显著增加。事实上，他们的记忆中枢比那些一开始炎症标志物水平较低的人小 5%。如果炎症标志物水平高，不仅会使大脑更小，而且每时每刻的大脑功能也会降低。事实上，24 年后，在研究开始时炎症标志物水平较高的那一组回忆起的单词最少。这些发现为那些没有考虑到自己的生活习惯，包括像食物选择这样简单的事情，可能影响他们长期大脑健康的年轻人提供了一个强有力的信息。

大脑排毒食谱

鉴于我们在本章中详述的信息，很明显，通过饮食将炎症降到最低是重新连接你和你的前额叶皮质的一个重要方法。快清理一下餐桌，吃真正的健康食品，这样才能获得最佳的思维和脑力！

第 11 章的 10 天大脑排毒计划中概述的饮食方案和第 12 章中的食谱都尊重了我们的原始饮食、基因组、微生物组，以及身体对不同来源的营养丰富的天然食品的需求。该计划将帮助你减少对精制碳水化合物和添加糖的摄入，加速燃烧脂肪，同时增加健康膳食脂肪的摄入。你将考虑"限时进食"（后面会有更多介绍），每天至少吃一顿100%的植物性食物，这将减少你对促炎食物的摄入量，并为地球的可持续发展做出贡献。

- 吃精制糖和精制碳水化合物含量低的食物。
- 尽可能吃非转基因食品。
- 只要条件允许，吃有机食品。
- 吃富含纤维、色彩丰富的农产品（要占餐盘的大部分）。
- 吃野生鱼。
- 吃草饲肉类（如果你选择吃肉）和散养鸡蛋（散养鸡可以吃到在野外能吃到的东西，如昆虫、蠕虫和草）。
- 吃适量的无麸质非精制谷物或种子类食物（如野生稻、藜麦、荞麦和小米）。
- 吃健康的脂肪，包括特级初榨橄榄油、鳄梨油和坚果。
- 吃富含益生菌的发酵食品。
- 吃富含益生菌纤维的食物，包括蒲公英嫩叶、大蒜、洋葱和韭菜。
- 吃当地采购的食物。
- 更多地吃家常菜。

你还将在你的大脑排毒计划中加入关键的补充剂，我们将在10天计划中描述这些补充剂。我们已经制订了一个美味的膳食计划和大量的食谱来帮助你开启大脑排毒之旅。

最后，我们鼓励你建一个小菜园，甚至可以考虑在窗台上的花盆里种植草药或芽菜。种菜使我们与地球和食物重新建立连接，而且毫不奇怪，这与各种积极的健康结果有关，包括减轻抑郁症和焦虑症的症状。种菜的人比不种菜的人吃更多的蔬菜。当种菜是在一个公共环境中进行时，人们能够分享想法，并彼此建立连接。事实上，将种菜与社区结合起来是一种很好的方式，可以汇集多种积极的举措，保护自己不受失联综合征的影响。

食物是你向身体提供重塑自身所需信息的一种方式——从神经连接到基因表达。不过，还有其他方式来帮助你做出改变。在睡眠期间做什么是另一个重要的因素，接下来我们将探讨这个问题。

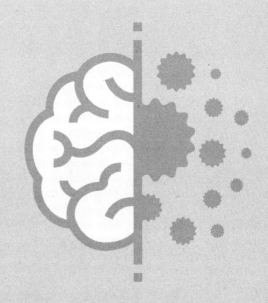

BRAIN
WASH

Detox Your Mind for Clearer Thinking,
Deeper Relationships, and Lasting Happiness

第8章

好好睡觉
夜间会进行物理意义上的"大脑排毒"

◎ 为什么睡眠不足时, 我们更容易感到饥饿, 更想吃垃圾食品?

◎ 哪些日常行为让我们越来越难以获得高质量睡眠?

◎ 夜晚的大脑到底在做什么?

睡眠是连接我们身体与健康的一条金链。

——托马斯·德克尔（Thomas Dekker）

荷兰作家

德克尔是对的。睡眠让我们的身体与持久的健康联系在一起。其实，几个世纪以来，许多作家称赞过睡眠的疗愈功效。在我们弄清楚夜晚到底发生了什么以及睡眠为什么如此重要之前很久，这些作家就已经认识到了睡眠的益处。

你昨晚睡得怎么样？一整晚都没醒过来吗？你做梦了吗？你能回忆起最近一次睡到自然醒且感觉神清气爽是什么时候吗？如果你觉得自己睡眠质量不佳，那么不只你一个人如此。美国有足足 1/3 的成年人每晚睡眠时间低于建议的 7 小时。也就是说，美国睡眠不足的人多达数千万。这是一笔需要引起我们重视的"国债"。

有如此多的事物在争夺我们"有意识"的注意力，难怪我们很难保证有规律的高质量睡眠。数码产品屏幕发出的电子光在太阳落山后长时间照亮我们的家。我们醒来时看到的不是自然光，而是闹钟的 LED 屏幕或智能手机屏幕发出的光。我们的昼夜节律受到各种形式的侵扰，这让我们感到疲劳并损害我们的健康。作为医生，我们对睡眠剥夺再熟悉不过了。医学实习生和执业医师为自己能够连续工作 24 小时不睡觉而感到自豪，尽管要借助咖啡因或偶尔打盹。我们把睡眠不足当作荣誉勋章，但其实这会导致记忆问题、情绪问题和各种各样的疾病，如糖尿病、超重和痴呆症，甚至会导致早亡。正如我们将在本章中探讨的那样，没有足够的恢复性睡眠会破坏我们与前额叶皮质的连接能力，使我们变得更加敏感和冲动。

睡眠剥夺意味着什么

科学家们前所未有地了解了睡眠的价值。实验室和临床研究表明，几乎身体的每个系统，尤其是大脑，受我们睡眠质量和时间的影响。睡眠可能会影响我们吃多少、吃什么，以及新陈代谢的速度。此外，还影响着我们变胖或变瘦、抵抗感染的能力、创造力和洞察力、应激的能力、处理信息和学习新事物的速度，以及组织和储存记忆的能力。大多数人并没有意识到身体的固有节律在多大程度上是基于睡眠习惯并由大脑控制的。我们身体的自然昼夜周期，即昼夜节律，掌控着我们的一切，包括激素释放和肠道微生物群。甚至我们的肠道细菌也能感知白天和黑夜，并影响我们的睡眠方式。

就像食物选择一样，对大多数人来说充足的睡眠意味着每晚至少睡 7 小时，它直接影响着我们 DNA 的表达。2013 年年初，英国科学家发现，一周的睡眠剥夺会改变 711 个基因的功能，包括一些与应激、炎症、免疫和代谢有关的基因。任何对身体的这些重要功能产生负面影响的东西也会影响大脑。我们依赖这些基因产生可持续供应的蛋白质来替代或修复受损的组织，所以它们的正常运作至关重要。虽然我们可能不会注意到睡眠差在基因水平上的副作用，但肯定会体验到以下可观察到的影响：意识模糊、记忆力丧失、脑雾、免疫力低下、肥胖症、心血管疾病、糖尿病和抑郁症。所有这些疾病都与大脑有着独特的联系。

一方面，睡眠问题是成瘾行为、负面情绪、记忆力差和决策失误的主要原因之一。睡眠问题损害健康，妨碍我们使用自己的高级大脑。另一方面，良好的睡眠是摆脱失联综合征最有效和最被低估的手段之一。良好的睡眠是重新连接前额叶皮质最简单、最纯粹的方法之一，而且是免费的。

直到 21 世纪，睡眠及其存在的原因仍然是个谜。在知道睡眠有多重要之前，我们很容易把它当作一种不必要的享受。许多人仍然声称他们每晚只需睡几小时，但总的来说，这些人显然是错的。有些人抛开科学性不谈，仍然坚持这样的观点：少量睡眠和高工作效率能做更多的事情。我们被人鼓励拼命干活，夜以继日。这种心态已经把睡眠降到了第二重要的位置。

在了解了睡眠对生理机能的影响之后，希望你能把睡眠放在首位。我们不从睡眠的阶段和它在整个夜晚的"结构"的角度来探讨睡眠科学，因为这超出了本书的范围。不过，要想彻底了解睡眠，建议你读一读马修·沃克（Matthew Walker）博士的《我们为什么要睡觉》

（*Why We Sleep*）。

睡眠不足引发健康危机

科学家们研究睡眠对大脑的影响已有一段时间了。1924 年，康奈尔大学心理学家约翰·G. 詹金斯（John G.Jenkins）和卡尔·M. 达尔伦巴赫（Karl M.Dallenbach）指出，在我们睡了一个好觉之后，记忆将被储存得更好。他们表示："人在睡觉时什么都不会忘记，醒来后，学习者可能会精神抖擞地继续执行任务。"从那时起，虽然研究已变得更加深入，但这些研究结果依然令人信服。睡眠对储存记忆至关重要。不过我们现在也知道，睡眠在增强大脑功能方面发挥着多种多样的作用。

例如，睡眠不足通常会妨碍你处理信息，不仅会使你的记忆力变差，还会危及你解读信息的能力。睡眠不足可能会让你出现不可逆的记忆问题，这反过来会影响你的心理加工能力和决策能力。2013 年一项令人震惊的研究发现，老年人睡眠的碎片化与阿尔茨海默病的发病和认知能力下降的速度有关。尽管我们已经知道睡眠紊乱是阿尔茨海默病等神经退行性疾病的一个常见表现，但最近的数据表明，这种睡眠紊乱可能在该病被诊断出来的几年前就已存在，这表明睡眠问题可能是痴呆症患病风险的早期标志。换句话说，睡眠问题可能是大脑出现问题的第一个信号。睡眠不足会给整个身体带来问题。美国心脏协会（American Heart Association）在 2017 年发表的一篇论文显示，在有心脏病史的患者中，睡眠时间少于 6 小时的人出现严重心脏问题（如死亡或心脏病发作）的风险会增加 29%。2017 年一项针对 1.8 万名成年人的研究表明，在患有前驱糖尿病的人中，每晚睡眠不足 6

小时的人患糖尿病的风险增加 44%，而每晚睡眠不足 5 小时的人患糖尿病的风险增加 68%。

该研究指出，充足的睡眠时间对于延缓或预防前驱糖尿病向糖尿病的发展很重要。请记住，冠心病、前驱糖尿病和糖尿病都是炎症性疾病。这些疾病与脑功能和永久性认知能力下降的风险增加密切相关。

此外，有一点非常重要，即睡眠不足会引发炎症性化学物质的产生。我们在第 7 章中讲过，犬尿氨酸通路改变与抑郁症和相对较薄的前额叶皮质有关。对于患有前驱糖尿病的人和糖尿病患者来说，这是对大脑的三重打击，因为睡眠减少与血糖升高相结合将进一步引发蛋白质的糖化和炎症风暴，最终导致慢性疾病、抑郁症以及与前额叶皮质的失联——使快乐变得更加遥不可及。

任何关于睡眠不足的讨论都会引发关于肥胖的讨论。证明睡眠不足与体重增加和肥胖之间关系的研究数量之多可以填满这本书，甚至更多。睡眠不足会导致体重增加，这一点已不再有争议。为什么会这样？从增加食欲的体内复杂的激素变化到对垃圾食品的强烈渴望，几种效应共同导致了体重增加。根据一项研究可知，在睡眠不足的个体中，神经变化与睡眠不足后对促进体重增加的高热量食物的渴望显著增强有关，而这导致了体重增加，其程度与实验参与者睡眠不足的主观严重程度成正比。换句话说，导致体重增加的食物摄入量与睡眠不足的严重程度成正比。2011 年，《美国临床营养学杂志》（*American Journal of Clinical Nutrition*）公布了睡眠不足导致的热量摄入增加的具体数字：每天多摄入 300 卡路里。这些卡路里会积少成多。

睡眠剥夺如何影响大脑回路？事实证明，睡眠剥夺似乎会导致杏仁核过度活跃和前额叶皮质失活，增加了人们做出不良的、冲动的食物选择的机会。

2019 年，这项研究又向前迈进了一步，研究人员对睡眠不足的人的大脑进行了成像，并将他们与睡眠正常的人进行了比较。在睡眠不足的那组中，杏仁核与下丘脑（即大脑中调节饥饿感的部分）的交流更为活跃。

虽然我们早就认识到睡眠不足、非恢复性睡眠和肥胖之间存在强关联性，但现在我们才明白其中的原因，即睡眠不足剥夺了我们明智选择食物的能力。我们大多数人都能理解这一点。想想你上一次睡眠不足的时候，你可能很想吃高糖食物。正是这些不明智的食物选择，威胁到前额叶皮质的连接。睡眠不足和失联综合征之间的联系是显而易见的。睡眠不足、不良食物选择以及肥胖三者之间的联系如图 8-1 所示。

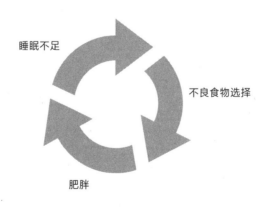

图 8-1　睡眠不足、不良食物选择以及肥胖三者之间的联系

如果更好地控制饮食选择和体重还不足以激励你睡个好觉，那就想一想睡眠剥夺对免疫系统的影响。你是否因为没有好好睡觉而感冒过？你会想起我们前面提到的一个人（戴维）在做住院医师期间得了水痘、腮腺炎和痢疾，那段时间他睡眠严重不足。这是有原因的，即睡眠不足会使免疫系统功能减弱，使你更容易受到感染。其机制体现在两个方面：抵御感染的重要免疫细胞减少，炎症分子增加。这可不是感冒和流感季节中你想要的状态。有证据表明，极度严重的睡眠不足可能是致命的。被剥夺睡眠的老鼠最终会死亡——它们的免疫系统受到损害，达到了死于机会性感染的程度。如果睡眠不足会增加你感染疾病的概率，想象一下它会对你患上疾病的风险产生何种影响。

睡眠不足会通过一系列复杂的生物通路增加出现以下情况的风险：

- 超重和肥胖。
- 胰岛素抵抗、代谢综合征和糖尿病。
- 记忆丧失、意识模糊和脑雾。
- 阿尔茨海默病及其他痴呆症。
- 免疫功能低下。
- 心血管疾病，包括心脏病。
- 癌症。
- 性欲低下和性功能障碍。
- 情绪低落和抑郁症。
- 易感染。
- 冲动。
- 成瘾。

- 失联综合征。

- 预期寿命缩短。

夜间的大脑自我排毒

2012 年，俄勒冈健康与科学大学的杰弗里·伊利夫（Jeffrey J. Iliff）博士和他的团队发表了一篇论文，描述了一项令人着迷的新发现：大脑具有自我排毒功能。这项研究开创了一个探究引流通路的新领域，后来被称为胶质淋巴系统。它本质上是中枢神经系统内的一种排毒机制，被称作"大脑的洗发水"，因为它负责清除我们醒着时积累的分子垃圾，这是大脑正常新陈代谢的一部分。2013 年，伊利夫博士和包括罗切斯特大学转化神经医学中心神经外科的谢露露（Lulu Xie）博士在内的研究者撰写的另一篇论文提出了同样有吸引力的观点：胶质淋巴系统在夜间比在白天活跃得多。睡眠似乎提供了一种物理上的"大脑排毒"，不仅帮助我们巩固记忆，恢复体力，而且似乎是"大脑排毒"的关键，可以让通宵工作的"排毒人员"完成任务。也许这就是为什么我们一生中有 1/3 的时间在睡觉。

当大脑中的垃圾堆积起来时会发生什么？越来越多的证据表明，这种大脑垃圾可能与痴呆症的患病风险增加有关。事实上，即使一个晚上的睡眠不足也会导致一种叫作 β - 淀粉样蛋白的大脑垃圾堆积，这种大脑蛋白质与阿尔茨海默病有关。更重要的是，现在已有证据证明，高水平的 β - 淀粉样蛋白堆积与抑郁症之间存在关联，尤其是那些对治疗没有反应的重度抑郁症患者。事实也证明，这种淀粉样蛋白堆积最先针对的大脑区域之一是前额叶皮质。在小鼠中，这已被证明会破坏前额叶皮质的活动，并阻止其与大脑其他部分的交流。我们都知道，任何地方都可能会有垃圾堆积，我们的大脑里、身体里、家里和社区里，都不会是完全健康的环境。我们需要通过充足的睡眠把垃圾清理出去。

遗憾的是，随着年龄的增长，这个清理过程可能变得更加难以完成。2014 年的一篇论文研究了胶质淋巴系统随着年龄的增长而衰退的方式。对小鼠的研究显示，老年小鼠的引流率比年轻小鼠下降了40%。这对人类的启示是：虽然我们可能无法逆转衰老所带来的影响，但可以专注于通过其他方法来改善这一过程。治疗老年人中常见的睡眠障碍是一个很好的开始。

> 很难想象世界上还存在任何其他状态，不论是大自然的或医学干预的，（比睡眠）更能够让一个人的身心健康得到全方位的恢复和调整。
>
> ——马修·沃克博士
> 《我们为什么要睡觉》作者

睡眠是情绪调节器

我们都经历过一夜没睡好后的痛苦。疲倦的感觉是很难受的。也许你已经注意到，疲倦时自己更容易对别人发脾气，对日常挑战更容易感到恼怒或疲惫，而你本来可以轻松地应对这些挑战。这并非巧合。

睡眠对我们应对情绪应激源的能力至关重要。通过研究夜间睡眠各个阶段的脑电波特征，科学家们发现，其中一个特殊的阶段，即快速眼动睡眠是情绪调节的关键因素。即使是一个短暂的快速眼动比例高的小睡也有助于情绪调节。研究人员已经在找出其中的原因方面取得了进展：睡眠使杏仁核受到抑制。2007 年，柳承世（Seung-Schik Yoo）博士和他的团队对 26 名年龄在 18 ～ 30 岁的健康个体进行了评估。其中一组能够正常睡眠，而另一组就没那么幸运，一整晚都处于睡眠剥夺状态。

一天后，在对两组进行核磁共振成像大脑扫描时，研究人员让实验参与者看旨在刺激杏仁核高度消极的画面。结果表明，睡眠不足的人杏仁核的活跃度比睡眠正常的人高 60%。更重要的是，研究人员能够证明，没有出现睡眠不足的那一组人员的杏仁核和前额叶皮质之间的连接要强得多。如图 8-2 所示，即使有一两个晚上睡眠不足，前额叶皮质的控制力也会被剥夺，取而代之的是基于恐惧的杏仁核。

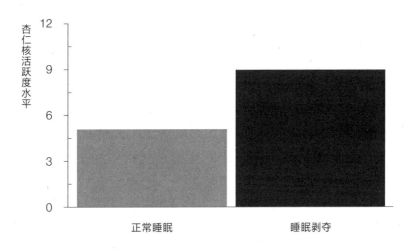

资料来源：Seung-Schik Yoo et al.,*Current Biology* 17（20）：R877-8. October 2007

图 8-2　正常睡眠和睡眠剥夺两种状态下杏仁核活跃度对比

总之，睡眠质量差可能会使情绪反应更强烈，使我们无法做出理性的、最佳的决策。它的下游效应是什么？可能是应激和导致肥胖的饮食，二者反过来又使我们无法获得良好的睡眠。

2009 年，研究人员提出了一个关于睡眠如何改变大脑活跃度，使其倾向于低情绪反应的核心理论。他们解释说："一晚的睡眠可以'重置'正确的大脑情绪反应，以应对第二天的情绪挑战。"这是如何实现的？通过允许前额叶皮质抑制杏仁核。事实上，正如安德里亚·戈德斯坦（Andrea N. Goldstein）博士和沃克博士在 2014 年发表的一篇论文中所阐述的那样："如果没有睡眠，在大脑和行为层面充分调节和表达情绪的能力都会受到损害。"

这不仅仅意味着冲动、不必要的烦恼或愤怒。2017 年的一项研究发现，剥夺男性两天的睡眠会导致焦虑症状恶化，与睡眠良好的男性相比，睡眠被剥夺的男性显示出杏仁核与前额叶皮质失联。不出所料，作者得出结论：充足的快速眼动睡眠可能对保持心理健康很重要。

这一发现在一定程度上说明睡眠改变了我们与他人互动的方式。2018 年，伊蒂·本·西蒙（Eti Ben Simon）博士和沃克博士进行的一项研究表明，睡眠剥夺会导致社交退缩。他们假设这会导致孤独感的增加。他们这篇令人不安的论文提出了一个模型，在这个模型中，睡眠不足引发了一种蔓延性的、自我强化的社交分离和社交退缩的循环。

这一模型传达出的核心信息很简单。如果我们想以最佳的状态面对世界，如果希望摆脱失联综合征所带来的情绪不稳定，改善睡

眠必须是计划的一部分。睡眠不足与失联综合征之间的关系如图 8-3
所示。

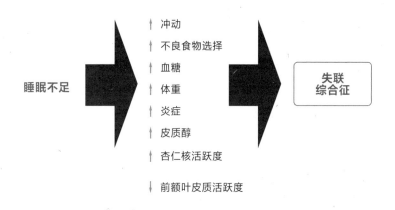

图 8-3　睡眠不足与失联综合征之间的关系

睡眠和成瘾

　　鉴于我们已经讨论过睡眠对大脑的影响，那么知晓睡眠不足会增
加成瘾的风险就不足为奇了。科学数据证明了这一点。2010 年的一
篇论文研究了吸毒者和酗酒者的睡眠问题和复吸、复饮之间的联系，
得出的结论是：睡眠障碍是复吸、复饮的普遍风险因素。考虑到冲动
会随着睡眠不足而增加，这是很有道理的。对于那些没有毒品或酒精
成瘾情况，却在与对人体有害的食物、饮料甚至社交媒体做斗争的人
来说，睡眠不足可能会使打破这个恶性循环变得更加困难。

安眠药

　　美国人喜欢简单的解决方法。医疗服务提供者和患者都明白失眠给患者带来的负担，因此制药行业纷纷介入，帮助解决这个问题。最新研究报告显示，2016年全球失眠治疗市场的价值为21.8亿美元，预计至少在2025年之前，该市场的价值每年还将继续增长。这一市场价值的绝大部分（99%）来自药品销售，1%来自医疗器械。每个月，几乎有1 000万美国人会服用某种安眠药。为了获得更好的睡眠，人们会不惜一切代价。鉴于有这么多人在使用这些药物，我们有理由问，这些药物是否有效？是否可以安全地服用？

最重要的的是，除非有效，否则没有理由服用任何药物。虽然这似乎不言自明，但想想以下几点：2012年的一项科学研究将普通睡眠药物与安慰剂进行了比较，发现药物效果和安慰剂反应之间的差异很小，其临床意义值得怀疑。看来我们花的钱并没有得到多少回报。非但如此，常见的睡眠药物还可能会导致严重的健康后果，其持续时间远远超过一个晚上。这些药物会让第二天保持工作效率变得很难。服用这些药物还可能增加患癌症、抑郁症、感染和痴呆症的风险。更重要的是，这些药物似乎会增加早亡风险。研究人员对3万多名成年人进行了为期两年半的跟踪调查，发现那些经常服用安眠药（处方睡眠药物）的人的死亡风险比不服用安眠药的人高出530%。在美国，每年大约有40万人死于睡眠药物。加州大学圣地亚哥分校的丹尼尔·克里普克（Daniel Kripke）博士是第一批广泛研究安眠药副作用的人之一，他发现"与安眠药相关的死亡人数堪比吸烟、癌症或心脏病导致的死亡人数"。

综上所述，服用安眠药会让你看起来好像得到了更多的睡眠，或者至少晚上休息得更好了。但没有任何一种助眠药物，无论是处方药还是非处方药，能促进自然睡眠。镇静和睡眠是不一样的。当然，在医生的指导下短期服用睡眠辅助药物可能会有好处，而且需要按一定的时间和地点来服用一些促进睡眠的补充剂，如褪黑素和从草药中提取的缬草根。但是，从长远来看，通过自然的、无药的策略来改善睡眠可能会胜过其他一切策略。

BRAIN
WASH

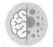

你睡好了吗？

你甚至可能没有意识到你的睡眠质量很差。如果你发现尽管自己睡眠充足，但白天仍然觉得很累，尤其如果你是男性，超重，有高血压，或者有人说你经常打鼾，请找医生谈谈你的睡眠。他们可能建议你进行一项睡眠研究，技术上称为多导睡眠图。这是一种无痛、无创的手术，在此期间，你要在睡眠装置中度过一夜。当你睡觉时，技师会记录你的多种生物功能，以确定你是否有睡眠呼吸暂停或不宁腿综合征等病症。当这些病症得到治疗时，你的睡眠、健康和生活质量都将得到根本性的改善。

蓝光抑郁

我们为什么不睡觉？ 19 世纪，电灯的发明宣告睡眠新纪元的到来。夜晚不再一定意味着黑暗。如今，由于这种人工照明不可避免地扩散，昼夜之间的界限变得模糊，甚至已不可见。我们已经远离了依赖烛光的日子，现在我们讨论光污染及其对各种自然循环的影响。光污染不仅仅涉及光的数量，还涉及光的颜色。我们经常看到的富含蓝光的 LED 屏幕显然对我们睡眠的质和量产生了影响。蓝光本身并不是蓝色的，它指的是可见光光谱中某一波长的光，这种光通过我们的眼睛对我们产生影响。这种光会刺激我们，使我们提高注意力和缩短反应时间。在白天，当我们想要保持清醒和机敏的时候，蓝光是有益的，但在晚上则会干扰我们。

蓝光主要通过与褪黑素相关的方式破坏我们的睡眠。褪黑素是一种激素，在帮助我们的身体为晚上的睡眠做准备方面起着至关重要的作用。这种激素会告诉身体是时候休息了，并帮助调节昼夜节律。遗憾的是，夜间光照会严重影响褪黑素的产生。这或许可以解释为什么睡前看电子阅读器或电子产品的屏幕会降低睡眠质量，并降低第二天的机敏度。

一项研究表明，即使少量的光照也会抑制体内褪黑素的产生，影响你的昼夜节律。（如前所述，褪黑素能以补充剂的形式服用。但服用褪黑素药片与让身体自然产生褪黑素是不同的。）

夜晚暴露在光线下可能不仅仅导致睡眠质量差。新的研究表明，夜间暴露在光线下会增加患某些癌症的风险。在一项试验中，与睡在黑暗环境中的男性相比，睡在光亮卧室中的男性患前列腺癌的风险几乎增加了 3 倍。女性患乳腺癌的概率增加也与夜间暴露在平板电脑、手机和其他电子设备屏幕发出的蓝光中有关。在动物试验中，夜晚暴露在蓝光下似乎会引发抑郁症状，并降低关键蛋白质脑源性神经营养因子的表达。

考虑到这一切，思考一下睡前应该把注意力集中在哪里很重要。

近一半的美国儿童在睡觉前一小时看电子屏。2006 年对美国青少年进行的一项调查显示，97% 的受访学生的卧室里至少有一个电子设备（电视、手机、音乐播放设备），而 12 年级的学生大约有 4 个这样的设备。手机、平板电脑、电视和电脑的屏幕都是蓝光的来源。

BRAIN
WASH

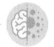

光疗法：关键在于时机

　　如果你想通过最大限度地降低看电子屏的时间，并把电子设备放在卧室之外（或者如果你必须对着屏幕，请戴上防蓝光眼镜），来减少睡前接触蓝光的时间，那么让自然阳光（包含蓝光）在早晨照进来会有所帮助。清晨的阳光会通过你的眼睛到达视交叉上核，自然地重置你身体的时钟。视交叉上核是大脑中的一个微小区域，是昼夜节律的中央起搏器。

　　从积极的角度来看，一些企业目前正在开发技术，以帮助减轻夜间光线造成的某些危害。例如，许多电子设备现在都支持“夜间模式”，以减少蓝光。2018 年的一项研究表明，晚上戴琥珀色的防蓝光眼镜，而不是透明镜片，可能会提高睡眠质量。一些数据甚至表明，睡前光线的负面影响可以通过在早上暴露在强烈的阳光中来减轻。作为 10 天大脑排毒计划的一部分，我们为你提供了管理夜间光线所需的工具。我们还提供了一些帮助你获得更好睡眠的建议。血糖升高也可能是睡眠窃贼，但通过大脑排毒饮食方案，你将获得对这一重要方面的控制。良好的睡眠对快乐、健康的大脑至关重要，现在是我们认识到这一事实的时候了。

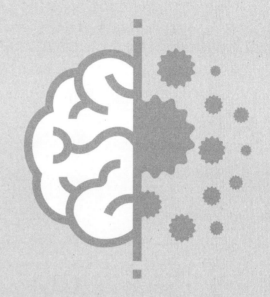

BRAIN
WASH

Detox Your Mind for Clearer Thinking,
Deeper Relationships, and Lasting Happiness

第9章

保持运动
健康的前额叶皮质需要运动

◎ 当我们长期久坐不动时，大脑会如何？

◎ 如何做到既享受运动又避免过度消耗？

◎ 为什么坚持运动会让我们获得更持久的健康和快乐？

如果你心情不好，就出去走走。如果你的心情仍然不好，就再去走走。

——希波克拉底

古希腊里克利时代的医师，被西方尊为"医学之父"

我们都知道应该多做运动，这不是什么秘密。我们也知道，运动有助于控制体重，增强肌肉和骨骼，降低患病的风险，提高自信心，并培养积极的人生观……运动的这些好处早已为大众所认同。

运动如何重塑大脑

然而，主流媒体很少谈论的是，运动可以重塑大脑，以实现更好的运转和更高层次的思考。很少有人思考运动对我们的思维方式、行为方式、决策方式和人际交往方式的影响。现在，是时候改变这种状况了。

科学已经掀起了一场革命，让我们了解到为什么我们的身体，特别是我们的大脑，需要运动才能健康运转。在本章中，我们将解释如何保持运动状态、如何帮助你重塑认知模式，从而获得持久的健康和快乐。运动和身体活动是大脑排毒计划的基本组成部分，因为像睡眠和食物一样，运动和身体活动直接操纵 DNA 的表达，同时修复你与前额叶皮质的连接。

几千年来，锻炼和身体活动是人们日常生活中固有的关键组成部分。狩猎－采集者们除通过打猎和采集来获取食物，依靠他们的双脚来运输以外，别无选择。活动得越多，大脑就越健康，脑容量也越大，我们也就越能建立起联系紧密的社区，共享资源，并在多方面的社会结构中相互依赖。

过去，进化学家倾向于将采集技能和参与复杂社会互动的能力相提并论，因为这两种活动都需要复杂的思维模式。但现在科学家们提出，身体活动本身可能已经将我们的大脑塑造成了先进的思考机器。人类学家研究了动物的脑容量和耐力之间的联系。他们观察了从豚鼠、小鼠到狼和羊的各类物种，注意到先天耐力最强的动物，相对于它们的体型而言，脑容量也最大。随后，研究人员观察了被有意培养成"耐力健将"的小鼠和大鼠。在这些特别培育的动物中，脑源性神经营养因子和其他促进组织生长和健康的物质的水平有所提高，这使科学家们得出结论：身体活动也许可以帮助我们进化成聪明、敏捷的生物，拥有容量大且层次丰富的大脑。

我们拥有异常复杂且特别大的前额叶皮质，因此，我们有能力同情、爱进行有意识的、深思熟虑的创造，并作为高级生物而存在——

可能主要源于我们的身体素质。

这就引出了一个问题：当我们久坐不动的时候，会发生什么？研究表明，前额叶皮质会优先被运动激活。如果放弃运动，那么我们就放弃了前额叶皮质的馈赠，结果就是越来越以自我为中心，情绪不稳定、孤僻、焦虑和抑郁。我们在身体上和精神上都变得不健康，加剧了失联综合征。

尽管我们已经从非洲大草原迁移到了工业化城市，但时至今日，人们的身体需求没有变化。无论我们多大年纪，大脑的健康运作都需要定期的身体运动。简单的身体活动比玩填字游戏、解数学方程式或看推理小说对你的大脑更有益。几十年前和现在的研究都表明，运动可以改善大脑的功能、认知和可塑性——让大脑形成新的连接并自我重组。运动甚至可以作为受损脑细胞的"急救箱"。我们不知道有哪种药物能做到这一切。此外，运动可以减少炎症，降低胰岛素抵抗，并且适度、均衡地帮助你控制皮质醇水平。（除非你想完成铁人三项，但那是另一回事了。）总的来说，这些积极的影响有助于前额叶皮质调节杏仁核对传入的感官数据的反应。简言之，运动有助于重建大脑中的重要连接。

但是，当我们不再需要在森林中寻找食物，或在食物不足时迁徙到其他植被更繁茂的地方，并且当我们的身体习惯了电脑椅、躺椅和柔软的沙发时，帮助我们保持健康的代谢应激源和身体需求就消失了。现代技术为我们提供了一种久坐不动、相对孤立的生活方式。现如今，我们所需的任何东西都可以轻而易举地得到，而不需要花很大的力气，甚至不需要下床。我们离每天建议的运动量还差得很远。仔细想想，我们对运动感到厌恶并不奇怪，因为正如哈佛大学的进化生物学家丹尼尔·利伯曼（Daniel Lieberman）所说，"人类在进化过程中适应了有规律的、适量的耐久体力活动，直到晚年"，但"人类也被塑造得避免不必要的体力消耗"。从本质上讲，我们的身体是为经常运动而设计的，但我们的能量储存系统是为了节省卡路里而设计的，这就是所谓的运动悖论。我们在运动的同时又要避免消耗过多的能量。

这就导致了当今世界的健康危机。运动以一种其他任何东西都无法做到的方式为大脑重新注入活力，刺激生长，并有可能遏制神经退行性疾病和情绪紊乱的趋势。

我们可以写几百页关于运动的益处。不过，我们将转而深入探讨运动对身体的一些鲜为人知的影响。

久坐是一种新型慢性自杀

在美国，大约只有 8% 的青少年做到了建议的每天 60 分钟的运动，只有 5% 的成年人做到了建议的每天 30 分钟的运动。我们与祖先的平均水平相去甚远。来自现代狩猎 – 采集部落（如坦桑尼亚的哈德扎土著部落）的数据显示，在他们每天的觅食之旅中女性步行约 5.5 千米，男性约 8.3 千米。

很多媒体都报道了"久坐是一种新型慢性自杀"的观点。这是有充分依据的：2015 年发表在《内科学年鉴》（*Annals of Internal Medicine*）上的一项元分析和系统综述显示，久坐行为与各种原因的过早死亡有关。例如，2015 年的一项研究对人们进行了为期数年的评估，发现每一小时从椅子上站起来进行两分钟的轻度活动，与由于某种原因过早死亡的风险减少 33% 有关。而且在许多大规模的分析中，身体运动已被证明可以降低许多类型癌症的患病风险，包括结肠癌、乳腺癌、子宫内膜癌和脑膜瘤（一种脑瘤）。这是如何实现的？很可能，至少一定程度上是因为运动对炎症奇妙的控制作用。当你体内的慢性炎症较少时，就降低了细胞异常和癌变的概率。

运动如何提高认知能力

如果运动对健康的一般益处还不足以让你感到兴奋，那么听听这个：运动可以提高认知能力。如前所述，执行功能使我们能够将有意识的思想转化为有意识的行动——用我们过去的经验来影响当前的决策，带着目的和真正的情感深度体验当下，并将今天的行动与未来的潜在影响联系起来。强大的执行功能是健康的前额叶皮质的反映。健康的前额叶皮质需要运动。

2003 年一项针对老年人运动和认知之间关系的研究进行的元分析表明，健身对认知有强大但有选择性的益处，其中健身带来的最大益处发生在执行控制过程中。运动使我们有机会控制自己的行为，并最终做出更好的选择，如吃什么食物，晚上什么时候关闭电视，什么时候到大自然中去，把注意力集中在哪里，以及是否继续运动。

2011 年，一项随机试验研究了运动对超重儿童大脑功能的影响，共选了 171 名 7～11 岁的儿童参加这项研究。在执行功能、计划制订和数学能力测试中，运动的儿童的得分明显高于不运动的儿童。他们的前额叶皮质的血流量也明显更高。2017 年进行的一项类似研究专门考察了高强度训练对儿童认知的影响。高强度训练包括短时间的剧烈运动，通常是有氧运动。在这项研究中，310 名 7 ~ 13 岁的儿童要么每周 5 天做 10 分钟的高强度训练，持续 6 周，要么玩桌游和电脑游戏。测验结果显示，参与运动的孩子在认知方面有了明显的提升，特别是记忆力。另一项 2017 年的研究考察了患有轻度认知障碍的成年人，这通常被认为是全面性痴呆的前兆，并要求他们在 6 个月内做有氧运动或拉伸运动。后续成像显示，有氧运动组整个前额叶皮质的活动更加协调。换句话说，他们的前额叶皮质被激活了。2019 年，由杜克大学的一个研究小组领导的另一项研究得出了一个简短但信息丰富的结论，即"有氧运动促进了有认知能力下降风险的成年人执行功能的改善"。这难道不会让你现在就想行动起来吗？

从生物学上讲，运动似乎增加了流向前额叶皮质的血液，输送了更多的营养物质，帮助前额叶皮质变得更强大。同时，与前额叶皮质的连接也变得更加牢固。这是发挥到最佳状态的神经可塑性，同时给出了一个明确的信息：如果你想获得认知上的优势，运动是必不可少的（见图 9-1）。

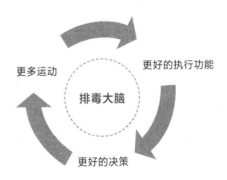

图 9-1　运动执行功能与决策之间的关系

运动如何改善社交能力

　　如果运动能帮助我们增强与前额叶皮质的连接，如果与前额叶皮质的紧密连接对共情至关重要，那么运动就有理由帮助我们与他人建立连接并加强我们的共情能力。虽然这一假设尚未在研究中得到证实，但这是根据现有信息得出的结论。根据具体情况，运动，哪怕只是晒晒太阳，也可能是与大自然重新建立连接的一种好方法。像在下午散步时与朋友聚一聚这样简单的事情对健康也有好处。

　　结伴运动已被证明有助于对持续运动计划的坚持。当人们制订计划一起运动时，他们的大脑和身体都会受益。

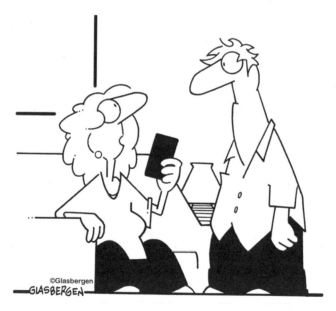

"我想我应该恢复锻炼了。
我的跑步机发给我一条好友请求！"

在一项研究中，老年人（年龄在 60 ～ 95 岁的男性和女性）被告知如何将运动融入他们的生活。4 个星期后，人们看到"在有伴侣参与介入的人中，身体运动随着时间的推移大幅增加，而那些没有伴侣参与介入的人则没有变化，单身的人也没有变化"。当对 19 项研究和大约 4 500 名实验参与者进行大型元分析以考察与他人一起散步是否有助于改善运动时，研究者发现"促进结伴散步的干预措施对增加身体运动是有效的"。

运动让大脑更强大

运动不仅能改变大脑的连接和相关活动，还能改变其基础结构。把大脑的灰质想象成电脑，把白质想象成允许电信号传输的电缆。白质是信息从大脑的一个部分快速转移到另一个部分的途径。当白质增加并更加活跃时，大脑的连接就会得到加强。

2014 年的一项试验显示，身体状况良好的儿童相比身体状况不佳的儿童，其白质通信路径发育得更好。55 ～ 82 岁的成年人的心肺功能改变也与白质活动增加有关。这意味着良好的身体状况可保持大脑的功能。2018 年的一项研究检查了有各种认知能力下降风险因素的人的白质高信号（在大脑扫描中看到的小斑点，可能与阿尔茨海默病和血管性痴呆有关）频率。该研究发现，尽管白质高信号会随着年龄的增长而增加，但这种增加随着心血管健康水平的提高而消失。

2018 年的另一项研究考察了具有高度遗传倾向的阿尔茨海默病患者，并跟踪他们的运动习惯以及是否患上这种疾病。他们发现，那些运动量大的人在认知检测中的表现比那些运动量小的人好 3.4 倍，并且比后者晚 15 年患上痴呆症。多出 15 年的清晰思维所带来的益处怎么强调都不为过。

长期研究可能是最有说服力的，特别是当这些研究跨越几十年并跟踪大量人群的时候。一项试验跟踪了 1 400 名女性，她们在 40 多年前完成了一项心血管健康测试，并在之后的多个时间点监测痴呆症的发病率如何。与中等健身水平的人相比，高健身水平的人患痴呆症的风险要低 88%。与中等健身水平的人相比，低健身水平的人患痴呆症的风险高出 41%。这应该予以重视。

运动能够缓解抑郁症

鉴于我们所知道的未经治疗的抑郁症后果，以及相对缺乏有效的药物治疗选择，必须考虑采用其他方法来控制这种疾病。运动的作用终于得到了认可。2013 年，考科蓝实证医学资料库（Cochrane Library）严格的审稿人得出结论，运动可以有效地帮助减轻抑郁症状。2016 年一篇关于老年人抑郁症和运动的研究综述发表。这篇论文考察了 3 个元分析，并得出结论："运动在减轻老年人抑郁症方面是安全、有效的。"由于运动还有许多其他已知的有益于健康的作用，它应该被视为对患有抑郁症的老年人进行多学科治疗的一个核心干预措施。而且要明确的是，不仅抑郁症本身令人虚弱，正如我们所知，炎症也与病情的发展密切相关。

我们很高兴得知运动可能是一种安全且有效的治疗抑郁症的方法。不过，更令人鼓舞的是运动可能可以预防抑郁症。2017 年的一篇论文描述了一项研究，该研究对大约 4 万名没有接受任何精神健康诊断的成年人进行了长达 11 年的跟踪。基于这种关联的强度，作者提出，即使是每周一小时的身体运动，也可以预防未来 12% 的抑郁症病例。运动确实是强有力的疗法。

这些类型的研究具有相关性，但不具有因果性。这意味着我们不能确定抑郁症患者是否倾向于回避运动，或者不经常运动的人是否有很高的可能性患抑郁症。但是，哈佛大学的研究人员在 2019 年进行的一项研究表明，身体运动太少会导致抑郁症，这引起了媒体热议。这项涉及数十万人的研究得出的结论是：每天慢跑 15 分钟（或步行或做园艺更长时间）有助于预防抑郁症。科学家们使用了一种称为孟德尔随机化的尖端研究技术，该技术提供了关于可改变的风险因素。此处指的是运动量与抑郁症等健康问题之间因果关系的证据。我们不会讨论这种研究的细节，只是说它在寻找医学中难以确定或证明的因果关系方面非常有用。但研究人员得出的结论，即"加强身体运动可能是有效预防抑郁症的策略"，具有革命性。

尽管许多因素在抑郁症的发展中起着作用，但毫无疑问处于中心位置的是炎症。运动对身体的抗炎作用、新陈代谢、皮质醇水平等激素信号和大脑功能（包括执行功能和认知能力）有深远影响——这一切都会影响你的情绪。运动时，前额叶皮质处于支配地位。问问经常运动的人，他们是否感到与自己的身体有了连接并能控制自己的身体，相信你会听到一个响亮的肯定。

一旦你开始重新连接前额叶皮质，选择有规律的运动就会变得更加容易。让你的执行功能来为你引路。

让自己动起来

如果你讨厌运动怎么办？如何让自己动起来？没有简单的答案，但你必须找到动力，让自己从沙发上站起来。

一些建议：

- 寻求朋友的帮助，一起制订计划。例如，去远足或参加健身课程。这就像给自己吃了双倍剂量的药。你在运动。你在与他人进行面对面的交流。如果你在户外运动，那就是3倍的剂量，因为你融入了大自然。
- 参加一个在线课程，下载一个运动视频，或使用一个跟踪你的运动习惯的应用程序。
- 在睡前准备好运动服，并计划在早上做的第一件事就是运动。
- 提前一周安排你的运动，并在日历上标出。遵守你的时间表。如果你不为运动留出时间，你将永远找不到时间运动。
- 考虑服用维生素 D 补充剂。（在 10 天大脑排毒计划中会有更多这方面的内容。）数据显示，这种补充剂可能有助于运动，并且可能进一步激励你把运动计划坚持下去。

在 10 天大脑排毒计划中，我们会给你更多关于确定运动优先次序的建议。但要循序渐进，逐步增加运动时间和强度。所有研究都表明，你不必成为健身达人就能从运动中受益。如前所述，即使每一小时从椅子上站起来两分钟也是有益的。

　　虽然少数研究发现老年人练习举重对认知有好处，但大多数研究和所有动物实验都涉及跑步或其他有氧活动，如游泳、骑自行车、远足和快走，每周至少 5 天，每次至少 20 分钟。尽管我们清楚运动可能不在你的优先事项清单之上，但希望本章中提供的证据能鼓励你重新思考每天要做的事。运动应该是有氧运动、力量训练和伸展运动的组合。力量训练和伸展运动有助于避免运动时受伤，并使你保持运动习惯。如果你没有一个定期的运动计划，现在是时候制订一个了。如果你已经在运动了，那就专注于增加运动时间和强度，或者尝试新的运动形式。

　　记住，运动中的身体往往会保持运动状态。一旦身体处于运动状态，就会产生其他生理效应：减少炎症，降低应激和皮质醇水平，更好地控制血糖、胰岛素平衡和体重，更好地睡眠，情绪和记忆力更好；血清素活性更高，前额叶皮质更活跃，增强共情能力，缓解失联综合征。这是一个全方位的双赢。

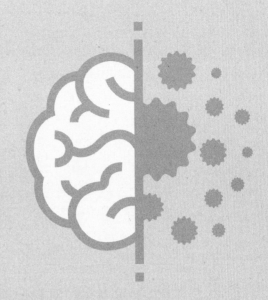

BRAIN
WASH

Detox Your Mind for Clearer Thinking,
Deeper Relationships, and Lasting Happiness

第10章

练习冥想
12分钟找回对大脑的掌控力

◎ 为什么我们经常感到疲惫和无法专注?

◎ 冥想是如何让我们的大脑皮质变厚的?

◎ 如果没时间冥想, 我们如何获得平静?

沉静是最好的治疗师。时不时地让自己远离尘世的喧嚣，
倾听自己内心的声音——你自然会知道自己需要什么。

——俗语

你上一次手中空无一物，不受外界干扰，只是安静地坐上一会儿
是什么时候？是今天早些时候吗？是昨天吗？还是已想不起来？当然
不止你一个人这样。让我们来做个实验，用一分钟的时间，闭上眼
睛，关注那些脑中浮现的想法。这些想法可能非常随机和混乱。现代
人的内心总是处于混乱之中，这种混乱破坏了我们保持专注和停驻于
当下的能力，难怪我们如此疲惫和容易分心。

大脑中的静谧空间正在缩小

正如本书中解释的那样，在我们未做选择或不想被刺激的时候，
经常被各种刺激所淹没。在许多方面，我们的时间已不再属于自己。

我们头脑中用来内省的神圣而静谧的空间正在缩小。为了身心健康和快乐，我们需要收回这片净土。内心的平静是浮躁的现代世界的解毒剂。其实，今天你很容易就能获得这种平静，但你需要知道如何获得，它将帮助你的大脑恢复活力——对它进行排毒，重新连接它，保护自己免受失联综合征的困扰。

假设你注意到自己的计算机运行缓慢，你觉得它出了问题，于是就去找电脑技术员。他们一般会先问你打开了多少程序，有多少程序在后台运行。这也是一个关于大脑的好问题。因为大脑不像计算机，你不能有效地同时运行多个程序。你越是一心多用，犯的错误就越多。一项研究表明，当给实验参与者两个目标而非一个目标时，错误率会高出 3 倍。电脑技术员会让你更新所有的程序和操作系统，然后通过重启电脑来刷新一切。我们正在让你做同样的事。这种硬重启会重置你的大脑，让它更好、更有效地运转。

本章将向你展示安静时间是如何使大脑升级的，当你选择为自己辟出安静时间（即预留时间，而不是偶尔找时间），你就创造了一个真正的个人成长空间。你可以决定自己的生活是由别人来支配还是由自己来掌控。正念和冥想练习通过控制你的心理过程来直接对抗受外部影响的念头。如此多的人采用这些方法是有原因的：它们赋予所有人改变大脑的能力。

正念和冥想创造"安静时间"

对正念和冥想的研究日益盛行就是对这一理念的证明。2000 年以前，生物医学文献检索网站 PubMed 上列出的关于正念的研究每年不到 10 项。到了 2019 年，这一数字飙升至 6 000 多。对冥想研究的搜索也显示出类似的增长。大众接受这类活动的速度惊人。

2018 年年底，美国疾病控制与预防中心发布了一份关于瑜伽和冥想在美国成年人中兴起的报告。我们发现 2012—2017 年，参加瑜伽的人数增加了 50%，而参加冥想练习的人数从 4.1% 增至 14.2%，增加了 2 倍多。这些练习有一个共同的主题：让意识回归自我。这就是为什么有这么多人转向这类正念练习。我们在生活中非常需要这些练习，科学清楚地向我们展示了其中的原因。

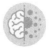

BRAIN
WASH
正念是冥想的一种形式

"正念"和"冥想"这两个术语经常串换使用，而且对它们的定义也五花八门。就目的而言，正念是冥想的一种形式。正念是指有意识地将你的注意力集中在一件事上，并关注于当下。因此，吃饭、散步或深呼吸都可以成为练习正念的方法。祷告、某些类型的瑜伽和渐进式的放松练习也是如此。冥想是专注于内省和精神宁静的活动的总称。冥想有很多种。但正念和冥想有相同的目标：让头脑平静下来，为内省和沉淀创造空间。

"平静"的科学

正念和其他冥想练习，如深呼吸，是促进健康有力的手段。我们了解到，这类专注活动能够改变身体的化学反应和生理机能。例如，冥想已被证明可以降低血压。2017 年一篇关于正念对慢性疼痛影响的综述得出结论：正念和冥想（一种强调关注当下内在和外在体验的特定冥想类型）干预对慢性疼痛、抑郁症和生活质量有显著改善。而另一篇综述显示，正念和冥想主要通过对可增强免疫力的细胞的影响来改善免疫系统的功能。

对这一领域的进一步研究表明，总体上正念可以减少全身炎症的生物信号。正如你所知道的，它与许多疾病有关，而且重要的是，它与大脑清晰思考和更好地使用前额叶皮质的能力有关。冥想甚至可能有助于我们防止随着年龄的增长而丧失认知能力。一篇对现有文献的综述指出：初步证据表明，冥想可以抵消与年龄有关的认知能力下降。也有证据表明，正念练习可能是治疗失眠的有效方法。我们说服你了吗？

我们通常认为瑜伽和冥想等正念活动是对抗应激的方法。这种联系已得到充分证实。例如，2014 年，一组海军陆战队员在接受高应激的模拟军事活动之前接受了基于正念的技巧训练。研究人员发现，接受过正念训练的海军陆战队员，其心脏和呼吸频率比没有接受过训练的海军陆战队员能更快地恢复到正常的基线水平。接受过正念训练的海军陆战队员还显示出免疫功能改善的迹象。事实上，正念技术正越来越多地在军队中得到使用。2019 年，夏威夷斯科菲尔德兵营的陆军步兵开始使用正念训练来提高射击技能。这种做法可以帮助士兵在混乱中避免分心，专注于何时扣动扳机，以避免对平民造成不必要的伤害。2019 年，北约在柏林举行了为期两天的研讨会，讨论军队使用正念训练背后的依据。我们预计正念训练将成为士兵训练中的一项主要内容。

然而，你不一定非要成为一名士兵才能从正念和其他形式的冥想中受益。该领域最全面、被引用最多的研究之一是发表在《美国医学会杂志》上的一个元分析，其综述了与该主题相关的所有试验，发现正念显著缓解了焦虑、抑郁和疼痛。

另一项大规模分析观察了 16 项研究中一种名为"超在禅定"（Transcendental Meditation）的练习对 1 295 人的影响。研究还发现，这种做法可以显著减少焦虑，且在那些一开始就高度焦虑的人身上，这种效果更加明显。到底在生理上发生了什么，从而产生了这些强大的效果呢？

正念和冥想如何改变大脑

正念让你有意识地重新控制自己的思想，让你重新连接你的大脑，达到精神上的平衡和快乐，在最重要的地方建立连接，并为你提供应对现代生活中的应激源的手段。正念会让你在自己的头脑中重新获得主导权。正念是如何改变大脑的？

2011 年哈佛大学进行的一项研究表明，正念可以有效地影响大脑结构。在这项研究中，实验参与者的大脑图像是通过高分辨率核磁共振成像获得的。然后，一半参与者完成了一项为期 8 周、名为"正念减压"的训练项目。与那些没有参加训练的参与者相比，这组参与者在完成训练后，大脑中多个部位的灰质浓度显著增加。他们的大脑出现了明显的、可量化的改变。

这项研究建立在 2005 年一篇开创性论文的基础之上。哈佛医学院的教学医院麻省总医院的研究人员发表了最早的一项影像研究，首次证明冥想与大脑皮质厚度的增加有关。从那以后，大量研究证明，"脑厚"的人往往比"脑薄"的人更聪明，记忆力也更强。而且冥想者往往不会像非冥想者那样遭受与年龄相关的大脑衰退。冥想可以帮助维护大脑中涉及注意力、感觉处理和规划复杂任务或目标的区域。

最令人惊叹的是，改变大脑可能并不需要太多的正念。2010 年的一项研究表明，在一个月内练习 11 小时的正念足以在脑部扫描中产生可测量的变化。这种大脑重组是如何发生的呢？一种作用方式是冥想增强了大脑中的脑源性神经营养因子（BDNF）。

当将这些干预发挥到极致时会是什么样子？2011 年，耶鲁大学的研究人员招募了一些冥想者，他们生平进行冥想练习的平均时间超过 1 万小时。研究者对这些专业的冥想者和健康的非冥想志愿者的脑部扫描结果进行了比较。结果显示，冥想者大脑中与走神有关的区域"默认模式网络"的激活程度明显低于不冥想者。换句话说，冥想可以帮助我们保持专注和停驻于当下，摆脱盲目、分心的生活方式。以下是关键点：

因为冥想加强了大脑中帮助我们保持专注和停驻于当下的区域，它帮助我们的大脑重新"编程"，以获得幸福感、共情和感激之情。冥想还充当了一个盾牌，抵御持续不断地试图劫持我们大脑的行为，增强了我们的抵抗能力。

正如之前提到的，有意识的行为在很大程度上是由前额叶皮质控制的，它可以分析来自情绪脑（包括杏仁核）的信息并对其施加作用。

2007 年，斯坦福大学同情与利他主义研究和教育中心的唐一源（Yi-Yuan Tang）博士和他的同事们研究了冥想是否会影响这一重要的大脑信号。

他们的研究证明，5 天的冥想训练（每天仅 20 分钟）即可在执行功能测试中提高表现水平。2015 年，唐博士证明正念和冥想可以提高控制情绪和应激水平的能力。这些改善与前额叶皮质活动的增加有关。

这些数据与其他实验结果完全一致。这些实验表明，冥想练习使冥想者的前额叶皮质相较于只练习放松的人更厚。

值得注意的是，在孤独感肆虐时，冥想可以增加我们与他人的亲密感。一项研究发现，与对照组相比，几分钟的仁爱冥想（loving-kindness meditation，一种旨在促进同情和培养爱的特殊类型的冥想）增加了种种社交联系的感受。

作者认为，这种实用的技术有助于增加积极的社交情绪，减少社交孤立。因此，在元分析中，冥想被证明可以改善社交情绪和行为也就不令人感到意外了。

另一个研究小组想测试大脑中涉及执行功能的区域在正念干预后是否也会出现连接上的增强。事实上，他们证明了仅仅在 3 天的正念练习之后，前额叶皮质和大脑其他几个区域之间的功能连接就显著增强了。

更有吸引力的是，该团队的第一作者在 2013 年发表的一篇论文表明，正念与较小的杏仁核（研究小组中正念水平最高的实验参与者与其他被参与者相比，其杏仁核相对较小）相关。即使在研究人员控制了年龄、灰质总量、神经症和抑郁症等因素后，情况依然如此。不过，虽然我们在冥想时能很好地保持冷静和镇定，那么在其他时间呢？

2012 年的一项研究表明，与冥想练习相关的许多积极变化会影响我们处理情绪的方式。科学家们发现，以两种不同形式的冥想进行为期 8 周的训练，"当实验参与者处于普通的非冥想状态时，杏仁核的激活对引起强烈情绪反应的图像所做出的反应发生了明显的变化"。这一发现表明，冥想练习不仅仅影响练习期间的情绪处理，还可能影响日常生活中的情绪处理。换句话说，保持规律的冥想练习基本上可以永久地重塑大脑，使其更好地应对生活中的应激源。

正念和冥想练习的一个核心目标是重新建立大脑连接，使我们可以利用高级大脑功能来更好地驾驭生活，避免陷入始终将世界视为一个可怕和危险之地的误区。这让我们能够与他人以及自身深层的意义感和健康重新建立连接。这也有可能使我们产生所谓的"生态正念"（ecological mindfulness）。现在有科学依据支持这样一种观点，即冥想激励我们努力解决种种复杂的环境和可持续性挑战，包括气候变化。冥想甚至可以激励我们为社会正义而奋斗，并投身实践。

简言之，与非冥想者相比，冥想者不仅更关心他人，也更关心整个社会和地球。2018 年《可持续性科学》杂志（*Sustainability Science*）发表了一篇论文，借用论文中的话来说："结论证明，正念不仅在个人层面有助于理解和促进可持续性发展，而且在所有层面上都是如此。"

正念练习有这么多好处，你还在等什么？

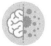

奥斯汀的冥想练习

我刚开始练习冥想时，脑子里的混乱把我弄得不知所措。这是一个真正的挑战：我坐下来，强迫自己闭上眼睛观察这种杂乱无章的思绪。就好像我的大脑在试图让我分心。但我明白，这种内心的混乱反映了我的大脑处理世界的方式。这个程序一直在我日常生活的后台运行。

随着时间的推移，我不再受侵入性思维影响，能够更好地集中注意力。每天醒来后我就开始冥想，现在冥想已经成为我必不可少的工具。最重要的是，冥想帮助我了解我的大脑每天是如何工作的——看看大脑是平衡和专注的，还是错乱和情绪化的。这种了解改善了我的思维和决策，也改善了我的生活质量。

正念始于放松反应

正念对我们的健康产生影响时，身体固有的放松反应也在其中发挥着作用，比如深呼吸。正如我们在第 6 章中提到的，当你感受到应激时，交感神经系统就会启动，导致应激激素皮质醇和肾上腺素激增。副交感神经系统有助于引起放松反应。深呼吸是诱导副交感神经反应最快的方法之一，当你的身体在多个层面上平静下来时，它能在几秒钟内将高度警惕的状态切换到相对平静的状态。

备受尊敬的赫伯特·本森（Herbert Benson）博士是麻省总医院本森－亨利身心医学研究所的创始人，他认为放松反应是一种"深度休息的身体状态，可以改变身体和情绪对应激的反应"。他是首个证明冥想者大脑皮质区域较厚的科学家。这种状态的特点是：

- 心跳减慢。
- 肌肉放松。
- 呼吸变慢。
- 血压下降。

本森博士的研究所是身心医学研究领域的先驱，特别是对于他首创的"放松反应"（relaxation response）这一概念的相关研究。他的研究甚至量化了"放松反应"在长期冥想之前、期间和之后对基因表达的影响。这方面的研究成果丰富而深刻。例如，本森博士和他的团队在 2013 年发表的一篇论文表明，炎症相关基因表达以及应激相关通路表达的降低与放松反应相关。最佳基因表达和放松反应之间似乎存在数量上的相关性：更多的放松意味着更多的益处。同样值得注意的是，基因表达的有益变化仅在一次放松反应后的几分钟内就出现了。本森研究所的科学家们推测冥想过程中发生的生物活动从本质上阻止了身体将心理上的焦虑转化为身体上的炎症。这有助于解释为什么基于正念的冥想练习在随机试验中显示出可以改善慢性疼痛患者的抑郁症状，并且在仅仅 8 周的集体冥想练习后就产生了持久的抗焦虑效果。冥想的好处如下：

- 增加与前额叶皮质的连接。

- 提高决策能力。

- 增加连接感和共情感。

- 改善人际关系。

- 提高脑源性神经营养因子水平。

- 提高记忆力。

- 减少炎症。

- 降低皮质醇水平。

- 减少应激。

- 提高创造力。

- 改善心血管健康。

- 增强免疫功能。

- 更好地控制血糖。

- 改善睡眠。

- 更加关注地球健康。

安德鲁·纽伯格（Andrew Newberg）博士是马库斯综合健康研究所默娜·布林德中心的研究主任，也是托马斯·杰斐逊大学医院的医生。他发表了上百篇文章和论文。他的研究包括冥想以及人们的精神体验和态度。当我们联系到纽伯格博士询问他关于冥想和记忆的研究时，他热情地发来了他的团队成员撰写的一些有吸引力的论文。在一篇论文中，他揭示了一个发现，即让有记忆问题的人参加一个为期8周的冥想计划，会促使其前额叶皮质以及大脑其他区域的血流量显著增加。甚至实验参与者的记忆功能也有所提高。在另一项研究中，研究人员将 15 个丧失记忆力（平均年龄为 62 岁）的人纳入为期 8周的冥想计划中。在项目完成后，他们接受了一项神经心理学测试，结果显示"他们在情绪、焦虑、紧张和疲劳方面有显著改善的趋势"，其中紧张和疲劳的缓解最为显著。这些趋势都与流向大脑的血液流量变化有关。最重要的是，这种冥想每天只需花 12 分钟。如果你不愿意学习冥想，你可以从练习静默开始。2015 年，一篇吸引人的论文研究了记忆中枢海马在静默状态下新脑细胞的生长。与暴露在噪声环境中的小鼠相比，每天置于无声状态下两小时的小鼠，其海马中的脑细胞生长速度更快。一项关于人类的研究显示，当研究人员暂停他们一直在播放的歌曲时，由此产生的静默期使实验参与者的心率和血压大幅降低。想一想上一次在没有干扰的情况下静坐是什么时候，可能是时候在你的日常安排中创造更多这样的时刻了。最终你可以掌握冥想或其他正念练习。

作为最后的激励，我们需要强调的是，这些练习通过帮助我们观察自己的想法和行为来发挥作用。它们通过揭示我们的冲动和情绪反应倾向，让我们认识到这些反应如何、何时以及为何会掌控并支配我们的行动，从而使我们获得更深刻的认识。从这种认识中产生的意识是大脑排毒计划的最大目标之一，也是连接前额叶皮质的基本结果。

和我们在这本书中提出的许多建议一样，这些冥想练习是不花钱的，也不需要借助任何特殊设备。它们不需要以传统的方式进行，比如盘腿打坐诵经，而且你不需要一直盯着一个物体看，直到看得眼睛发干。几乎每种宗教传统都有一种冥想方式，祈祷只是其中之一。有很多简单的方法来练习正念，而且其他形式的冥想也会带来显著的效果，不需要你在洞穴里度过余生。你可以去上课，或者下载相关的应用程序，在家也可以练习正念。你可以从一些简单的事情开始，听一会儿冥想引导，每天两次，每次 12 分钟。将冥想应用于现代生活是可行的，所以你不必找借口。以下是你现在可以尝试的练习。

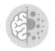

深呼吸

深呼吸可以随时随地进行。如果你以前从未冥想过，每天两次深呼吸练习会让你开启这一体验。舒服地坐在椅子上或地板上，闭上眼睛，确保你的身体处于放松状态，释放脖子、手臂、腿和背部的所有紧绷感。用鼻子尽可能长时间地吸气，当你的胃向外移动时，感受你的隔膜和腹部隆起。当你觉得自己已经喘不过气来的时候，再多吸一点空气。慢慢呼气，数到20，把肺部吸入的每一口空气都排出体外。继续做至少5轮深呼吸。

记住，冥想不是为了达到完美的开悟。这个过程（以及随之而来的所有挑战）培养了洞察力和判断力。我们一整天都有侵入性的思维，即使是在冥想的时候。这是人类经验的一部分。如果冥想一开始对你来说是一种挑战，不要感到气馁。每个人都是这样！

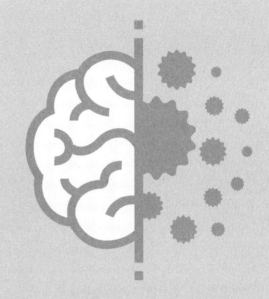

BRAIN WASH

Detox Your Mind for Clearer Thinking,
Deeper Relationships, and Lasting Happiness

第11章

10天大脑排毒计划
激活身心能量

◎ 如何让自己真正启动10天大脑排毒计划?

◎ 复盘过去8天里你的心理防线哪里最薄弱?

◎ 如何制订真正适合你的排毒计划?

成功的秘诀就是行动起来。

——马克·吐温（Mark Twain）

美国著名作家、演说家

欢迎参加为期 10 天的大脑排毒计划。这是对你的大脑和身体的一次重置。其目的是通过让你重新掌控自己的思维、决策和行为来帮助自己重新获得健康和快乐。你将改变你的习惯、你的人际关系以及你体验生活的方式。这一切始于为期 10 天集中精力的努力。你可以做到。

让我们从几个核心原则开始。首先，你必须有想要改变的意愿。如果你满足于一种冲动的、失联的生活方式，并且你不介意这种生活方式对你的身心健康造成的所有破坏性影响，那么这个计划就不适合你。其次，你不应期望这会立即解决你的所有问题。这不是一个权宜之计。我们为你提供的是一个可获得长期成功的蓝图，并对你的心理机制进行永久性的重新校准。

我们已经将这份 10 天计划设计得尽可能实用，因而不需要牺牲你的利益或用极端的方式来测试你的意志力。这份计划并不是对完美的追求，而是对你人生重大变化的开启。

你可能在时间和资源上有很多要求，但我们要求你尽最大努力充分利用这些理念，并在你可以完全投入时开始实施这份 10 天计划。

计划中的每个要素都与其他要素相互配合，帮助你的大脑摆脱失联综合征，同时逐渐增强你身体的复原力和对疾病的抵抗力。

10 天结束后，该计划的基本原则应无限期地执行下去，但你可以选择一些对你最有帮助的附加组成部分继续下去。这只是开始，而不是结束。到了第 10 天，你将确立一个新的生活节奏，然后坚持延续这一节奏。

你即将开启一段改变生活的旅程，我们想确保你对前面的道路有所准备。以下是你需要为成功所做的准备：

对自己坦诚：计划的成功需要你的真诚。这包括认真审视你的健康状况、你对科技产品的使用情况，以及你的日常饮食状况。你还需要坦率地说出你的欲望、你的冲动倾向、你的不良习惯、你的情绪控制水平、你的人际关系状况以及你的整体生活质量。虽然生活是复杂的、不可预测的、充满挑战的，但你完全有能力做出必要的改变，打造一个你喜欢的身体、大脑和生活。

做出承诺： 我们不会淡化这个计划可能是一个真正的挑战这一事实。健康方面的巨大转变应该会很艰难！我知道，你可能会在该计划的某些方面痛苦挣扎。无论你已经做出了何种承诺，你都可以将其纳入你的生活。记住，这些变化可以从根本上使你的长期幸福变得越来越好。这个计划意味着自由，从体重不稳定、慢性炎症、疼痛、焦虑、精力不足以及孤独、无助和失控中解脱出来，摆脱失联综合征。前 8 天中的每一天，都专注于你生活中的一个特定领域。

- 第 1 天：数字戒毒。
- 第 2 天：练习共情。
- 第 3 天：大自然疗法。
- 第 4 天：饮食疗法。
- 第 5 天：睡眠疗法。
- 第 6 天：运动疗法。
- 第 7 天：冥想疗法。
- 第 8 天：联系亲友。

在第 9 天和第 10 天，你可以评估一下你的进展，并为前面的道路制订计划。到那时，你将在日常生活中逐步增加 8 个新的习惯，并达到你所承诺的目标。

- 将 T.I.M.E. 测试应用于所有的数字活动（详见第 4 章）。
- 每天花 3 ～ 5 分钟来练习共情。
- 每周抽出 30 分钟来接触大自然。
- 遵循大脑排毒计划认可的饮食（详见第 7 章）。
- 遵循高质量睡眠的大脑排毒准则（详见第 8 章）。

- 每天运动 30 分钟。
- 每天冥想 12 分钟。
- 每天花 10 分钟联系亲友。

如果你不能承诺做到以上几点，这个计划就不适合你。等你准备好了再来执行这个计划。我们还应该注意到，你可以修改这个计划以配合你的需求，必要时放慢速度。例如，如果你需要多一天的时间来完成饮食部分（第 4 天），也是可以的。然而，我们要求你一旦开始，就要一直坚持按步骤大纲执行，直到完成。此外，虽然你可以用计划（1～8）中的任何一天的内容替换另一天的内容，但我们建议尽量不要这样做，除非出现了重大冲突。

找到有效的方法：我们已经使核心部分变得适用于大多数读者。尽管如此，更关键的是要在 10 天计划之前、期间和之后确定你自己的需求。例如，你可能觉得限制使用社交媒体和融入大自然没有问题，却很难从你的饮食中减少精制碳水化合物、超加工食品和碳酸饮料。

重要的是，要认识到你在哪个部分需要额外的帮助。为此，我们建议把你觉得容易的部分和困难的部分都记下来，追踪你的进展，并尽可能多地记录下来。你可以利用这些信息来创建一个定制的长期计划。我们还将在我们的网站 BrainWashBook.com 上提供额外的帮助，以解决具体的挑战（以及计划中我们执行起来觉得有困难的部分）。

第1天　数字戒毒
在你的大脑和数字媒体干扰之间建立屏障

首先，你需要在你的大脑和数字媒体干扰之间建立屏障，达成一种新的平衡。这个理念不是要把数字技术从你的生活中完全剔除。相反，你将彻底改变对数字设备的使用方式，从技术中获得你需要的东西，同时限制其劫持你的时间和大脑的能力。

这就是我们在第 4 章中概述的 T.I.M.E. 测试的作用所在。在计划的第 1 天，做以下工作：

1. 检查并关闭智能手机和电脑上的非必要通知（推送通知、未读角标、电子邮件通知及其他）。这将解放你的思维，进而从事更有意义的工作。

2. 检查并删除手机上不必要的应用程序。

3. 在你的手机和电脑上将"勿扰模式"设为默认选项。

4. 在吃饭、重要谈话以及睡觉期间开启手机的飞行模式。

5. 设置你的电子设备，以限制它们对你睡眠的干扰。打开夜间模式功能，以减少你在晚上接触到干扰睡眠的蓝光。如果你的电子设备没有这个功能，下载一个第三方夜间模式应用程序，帮助你在晚上减少蓝光的影响。

6. 确定社交媒体对你的工作和个人生活是否真的必不可少。如果不是，就设法放弃使用或严格限制你在这些平台上花的时间。如果你有必要保持在社交媒体上的存在，确定你实现自己目标所需的最少时间，并在你的日程中列出来。

7. 如果可能的话，在一天中建立并控制回复短信、电子邮件和电话的具体时段。要严格遵守这些限定（见下面的 T.I.M.E. 工具提示）。

8. 开始减少看电视。这是一个为自己充电的很好机会，你可以读书、交流，甚至学习各种技术，如促进正念和认知成长的有声读物和播客。

9. 减少非必要的网上购物。

BRAIN
WASH

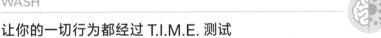

让你的一切行为都经过 T.I.M.E. 测试

我们强烈建议将 T.I.M.E. 框架应用于社交媒体的使用、观看电视、浏览互联网、网上购物、使用智能手机、发送电子邮件，甚至回复信息。通过记住健康数字活动的 4 个特征来管理你的数字行为（详见第 4 章）。

（T）限时的

（I）有意识的

（M）警觉的

（E）充实的

第2天　练习共情
写下你想感恩的5件事

认真思考生活和他人的积极方面是一种正念和共情练习。研究表明，更多的感恩意味着更多的共情。在第2天，写下你想感恩的5件事情。这些事情可以是具体的，例如一顿美味的食物或与朋友的交谈；也可以是笼统的，比如你的健康。在你的床边放一个日记本、一个记事本，或者仅一张纸和一支笔。你将在早上或晚上花几分钟时间写下今天的5点感恩。此外，制订一个每日目标，为某人所做的具体事情当面致谢。这类亲社会行为，对你和你所感谢的人都是有益的。接下来作为一个可选步骤，每天花点时间停下来想想为什么与你持不同观点的人会有这种想法和感觉。这将进一步加强你对他人的共情。

第3天　大自然疗法
至少花30分钟接触大自然

我们知道，大多数人居住的地方离广阔的森林并不近。这没关系。根据你的个人情况，量力而行。研究人员仍在确定，人们需要在大自然中待多长时间才能获得益处，但与此同时，我们要求你每天至少花30分钟接触大自然。不必走极端，从你家附近的公园和绿地开始；只要我们走出家门，大自然对我们所有人来说都随处可见。即使在城市环境中，也可以很容易地享受大自然带来的益处。如果你没有其他选择，你可以简单地走出你的办公室或家门，去欣赏风景。

当你找到了亲近大自然的方法，可能会有点不确定该如何开始行动。其实森林浴没有唯一正确的方法，只要你用心去接触大自然。不要太担心能否完成一个特定的目标，只需尝试用你的所有感官来感受你周围植物的声音、样子和气味。慢慢地走，花时间欣赏大自然的多样和复杂，无论你在海滩、公园，还是在你的社区附近散步。找到公园中一个特别吸引你的地方，花额外的时间来细细品味你最喜欢的部分。

大自然疗法适合与其他大脑排毒计划相结合，因为有很多事情你可以在户外进行。可以考虑在公园里冥想，或者和朋友结伴出游，这样你们就可以在野餐中增进感情。你甚至可以带一本书来读，带一个素描本，或者带一个日记本。一些公园会举办正念练习课程，如太极拳和瑜伽。重点是要停驻于当下，敞开心扉，接受身处大自然的诸多益处。这意味着你要把手机设成静音或飞行模式（或者最好将其留在车里），并将你的注意力完全放在你周围的大自然美景上。

作为一个额外的步骤，你也可以考虑购买室内植物来改善你的室内环境。对于大多数人来说，可以尝试在你家里或办公室的窗边放置一个盆栽。找一个能让你整天都能看到这个盆栽的地方。试试那些容易打理的植物，比如多肉植物。尽可能多地把户外活动带进室内。

第 4 天　饮食疗法
制作一份大脑排毒食谱，并坚定地执行

饮食的改变必须从你最能控制的地方开始：厨房和食品储藏室。现在是时候好好看看你一直以来吃的东西了——并着手摆脱所有损害你健康的东西。虽然很容易找到破例的理由，例如为客人保留那些饼干和罐装汽水，或者保留麦片"以备不时之需"，但现在是拥抱"不"

字的时候。精制碳水化合物等加工食品直接威胁到你使用前额叶皮质的能力。记住，食物是输入身体的信息，一直传递到神经网络，影响细胞连接和基因表达。你需要高质量的营养来保持思维清晰。

一般准则

采用我们在第 7 章中提出的准则，开始制作你的"大脑排毒餐"。在此提醒，尽量多吃单一成分的植物性食品。在考虑一般的包装食品时，避免食用含有 5 种以上成分的产品。这当然不意味着你不能用 5 种以上的食材做饭。但要避免使用或食用你通常不会在家庭烹饪中使用的包含人工或加工成分的材料。

如果你选择吃肉，要把它当作一种调味品，而不是主食。每天至少做一餐，如午餐，100% 以植物为基础（没有肉类或其他动物源性食品）。此外，你还应该多吃一些富含益生菌和益生元的食物。

关于要扔掉或保留的食物的完整清单，请访问我们的网站：BrainWashBook.com。以下是一份简略的清单。

扔掉哪些食物

所有形式的加工食品、精制碳水化合物、糖和淀粉，如薯片、饼干、曲奇饼、松饼、比萨饼、蛋糕、甜甜圈、含糖零食、糖果、能量棒、冰激凌、冷冻酸奶、雪糕、果酱、果冻、蜜饯、果汁、运动饮料、软饮料、汽水、糖（白糖和红糖）以及玉米糖浆。

所有人工甜味剂和用人工甜味剂制成的食品。甚至扔掉那些声称"天然"的甜味剂，包括安赛蜜、阿斯巴甜、糖精、三氯蔗糖和纽甜。

警惕那些被当作天然和人工糖的健康替代品进行销售的糖醇。这些成分包括山梨醇、甘露醇、木糖醇、麦芽糖醇、赤藓糖醇和异麦芽酮糖醇。我们还不知道这些东西会对你的微生物菌产生怎样的影响，也不知道是否可能会对你的大脑产生影响。众所周知，糖醇通常与胃肠道问题有关，如腹泻和腹胀。

加工肉类，如培根、香肠、火腿、腊肠、烟熏肉、罐头肉、肉干、热狗、腌牛肉和冷切肉。大多数加工肉类含有添加剂，最终会导致炎症。

人造黄油、植物起酥油和大多数商业品牌的植物烹调油（如大豆油、玉米油、棉籽油、菜籽油、花生油、葡萄籽油、葵花籽油和米糠油）——即使它们是有机的。这些油通常来自植物，但它们往往经过精炼提纯和化学转化。它们最糟糕的属性是含有大量炎症性 ω-6 脂肪酸。

非发酵的豆制品（如豆腐和豆浆）和用大豆制成的加工食品（在配料表中寻找"大豆分离蛋白"，避免食用大豆奶酪、大豆汉堡、大豆热狗、大豆干、大豆冰激凌和大豆酸奶）。请注意，经过发酵的大豆制品，包括纳豆、味噌和豆豉，是可以接受的，它们为素食者提供了蛋白质来源，适合 100% 的植物性膳食。未经发酵的大豆的主要问题是植酸，植酸会减少钙、铁、镁和锰等营养物质的吸收。它还含有凝集素，可能会增加炎症并导致食物过敏。发酵可以减少这些问题。条件允许的话，选择带非转基因标签的产品。

含有听起来像化学品或对你来说很陌生的成分的食品，如麦芽糊精、亚硝酸钠和苯甲酸钠。

标有"无脂肪"或"低脂肪"的包装食品。通常，以强调其低脂肪含量来吸引消费者的食品中含有大量的添加糖。

保留哪些食物

购买真正健康的食品（其中大部分没有营养标签）以取代有毒食品。记住，尽可能选择有机的、非转基因的和本地的天然食品，速冻的也可以。如果你选择吃动物产品，可以考虑购买沙丁鱼、鲭鱼、凤尾鱼、三文鱼或鲱鱼，以增加你的 ω-3 脂肪酸摄入量。以下是一个简要总结。

健康的脂肪：特级初榨橄榄油、芝麻油、椰子油、鳄梨油、有机牛油和草食牛的黄油、酥油、椰子、橄榄、坚果和坚果酱以及种子（亚麻籽、葵花籽、南瓜子、芝麻和奇亚籽）。

低糖水果：鳄梨、甜椒、黄瓜、西红柿、西葫芦、夏南瓜、茄子、柠檬和酸橙。

蛋白质：植物来源的蛋白质，包括煮熟的豆类（如黑豆、芸豆、平豆、蚕豆、海军豆、扁豆、豌豆和鹰嘴豆）和发酵的非转基因大豆产品，如豆豉和味噌。请注意，在减少豆类中的植酸和凝集素方面，烹饪远比浸泡更有效。动物来源的蛋白质包括散养鸡蛋、野生鱼（沙丁鱼、鲭鱼、凤尾鱼、三文鱼和鲱鱼）、贝类和软体动物（虾、蟹、龙虾、贻贝、蛤蜊和牡蛎）、草饲肉、散养家禽和野禽。请记住，肉类应该被视为一种调味品，而不是你膳食的主要部分。

蔬菜：绿叶蔬菜，包括生菜、高丽菜、菠菜、甘蓝和芥菜。还有西兰花、卷心菜、洋葱、蘑菇、花椰菜、青花菜、朝鲜蓟、苜蓿芽、青豆、芹菜、大白菜、萝卜、水芹、芦笋、大蒜、韭菜、茴香、大葱、姜、菊芋、香菜、荸荠、芹菜根和空心菜。

富含益生菌的发酵食品：泡菜、酸奶、发酵类的调味品和活菌酸奶。

富含益生菌的蔬菜：蒲公英菜、大蒜、洋葱、芦笋、韭菜、菊芋和双鱼菜。

以下食物可以适量食用（"适量"意味着每天只摄入少量这些成分）。

淀粉类蔬菜：甜菜、玉米、土豆、红薯和洋芋。

无麸质谷物：苋菜、荞麦、大米（糙米、白米和野生稻米）、小米、高粱、苔麸、燕麦和藜麦。注意，虽然这些谷物无麸质，但它们的碳水化合物含量也很高。

奶酪：松软干酪、非活发酵酸奶。

牛奶（全脂）和奶油：在菜谱中添加或在咖啡和茶中少量使用。

甜味剂：天然颗粒的甜叶菊和黑巧克力（至少含 80% 的可可）。

全甜水果：浆果是最好的；要特别小心含糖的水果，如杏、芒果、甜瓜、木瓜、香蕉、菠萝和干果。

葡萄酒：每天一杯，最好是红葡萄酒，低酒精含量（12.5% 或以下），并且是由有机葡萄酿造。

吃饭时要注意排除杂念，专注于食物——当你摄入食物时它的味道和感觉。最后，改进你的饮食计划。关于限时饮食和新陈代谢的研究表明，将你的饮食时间限制在 12 小时以内，可以改善胰岛素敏感性、血压和免疫功能。而且，与我们的理念关系最密切的是，这可以降低炎症。限时饮食也支持身体健康的昼夜节律。此外，研究表明，在睡前 3 小时内，除水之外，最好不要摄入其他东西。

为食物所带来的不可避免的挑战做好准备。尽管你或许能够在家里控制你的食物选择，但当你发现自己远离厨房时，事情就变得复杂了。为这些情况做好准备是至关重要的。提前计划的一个方法是始终携带高质量的零食（一袋坚果是一个不错的选择）。同样重要的是，你很可能会遇到你周围的人在吃喝大脑排毒计划之外的东西。例如，午餐室和工作场所的食堂中充满了垃圾食品和其他对人体有害的食品诱惑。你必须决定是否允许自己屈服于诱惑，或者是否坚持执行该计划。记住，这种欺骗的欲望正是你坚定执行该计划的首要原因。屈服是亲手给你的奖赏中枢提供它所需要的东西，让它继续掌控你。

做出持久的饮食改变是 10 天计划中最具挑战性和意义的方面之一。如果你努力坚持健康的饮食习惯，你肯定会有很多同伴。不要忘了和朋友一起吃饭，如在健康的早餐中叙旧，或者举办一次聚餐。然而，记住要做足功课，并将食物选择控制在大脑排毒计划之内。下面是一天的样本菜单，随后是 4 种补充剂的清单，供你参考。

BRAIN
WASH

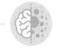

一个大脑排毒计划的样本菜单

　　　　醒来后：一大杯温水，可选择往里面挤柠檬汁和 / 或泡鲜姜片。

　　　　早餐：牛油果吐司与提神咖啡或绿茶。

　　　　午餐：蔬菜千层饼与芙蓉茶。

　　　　零食：抹茶冰沙或生蔬菜，如芹菜和甜椒切开后蘸花椰菜鹰嘴豆泥。

　　　　晚餐：整条烤三文鱼配朝天椒、韭菜和一杯红酒。

　　　　甜品：杏仁椰子饼干和一杯洋甘菊茶

　　　　记住：睡觉前 3 小时内，除水之外，避免食用其他东西。

可以考虑的 4 种补充剂

我们之所以没有经常提到补充剂，是因为更希望你能从"大自然"——从你吃的食物中获得你需要的一切。但是，这里需要强调的是，在执行大脑排毒计划期间和之后，有一些很好的补充剂可以显著为你的身体和大脑提供支持。你可以在任何高质量食品市场或网上买到它们，并从现在开始服用。

维生素 D：当阳光照射到你的皮肤时，你的身体会自然地制造这种维生素，但许多人由于缺乏足够的阳光照射而缺少这种维生素（他们要么生活在北纬地区，花太多时间待在室内，要么使用防晒霜来阻挡制造这种重要维生素所需的紫外线）。

超重的人往往比其他人需要摄入更多的维生素 D 以使血液达到健康水平——在 40 ～ 60 纳克 / 毫升。以每天服用含有 2 000 国际单位（IU）的维生素 D_3 补充剂作为起点，但你应该咨询医学专业人士，找到适合你的剂量。

DHA（二十二碳六烯酸，一种 ω-3 脂肪酸）：也许没有其他健脑分子像二十二碳六烯酸那样受到广泛关注。DHA 是脑细胞周围膜的重要组成部分，特别是突触，它是高效大脑功能的核心。它有助于减少大脑和整个身体的炎症，而且似乎可以增加脑源性神经营养因子。每天的剂量为 1 000 毫克。购买与 EPA（二十碳五烯酸）结合在一起的 DHA 是可行的，EPA 也具有减轻炎症的作用。但要注意每颗胶囊中的 DHA 含量，以确保你获得足够的 DHA。可以选择鱼油补充剂或选择从海洋藻类中提取的 DHA。

姜黄：姜黄素是姜黄中的主要活性成分，是热门的科学研究对象，尤其是它与大脑的关系。几千年来，它一直被中国和印度的传统医学所采用。尽管它因其抗氧化、抗炎、抗真菌和抗细菌特性而闻名，但它增加脑源性神经营养因子的能力引起了全世界神经科学家的兴趣。每天服用一次，剂量为 500 毫克。

MCT（中链甘油三酯）油：MCT 油通常从椰子中提取。它是饱和脂肪酸的一种形式，可作为大脑的超级燃料——还有减少炎症的额外益处。每天服用 1 汤匙（最好是有机的）或 1～2 汤匙纯椰子油。而且不要犹豫，用椰子油做饭或在咖啡和茶中添加 MCT 油。

第5天　睡眠疗法
至少尝试短时的高质量睡眠

谁会想到晚上那几小时的半无意识状态会如此有价值？关于睡眠对健康的好处的研究绝对是惊人的。你要利用睡眠来帮助你重置大脑，让你的前额叶皮质回到巅峰状态。有三种方法可以为高质量睡眠做准备，你将重点关注：

创造一个睡眠胜地：尽可能使你的卧室安静且适宜睡眠。这意味着消除干扰（例如电视、电脑、手机、平板电脑等），找出并清除任何刺激眼睛和大脑的电子产品。

为睡眠做好准备：在下午 2 点后断绝所有的咖啡因。建立睡前习惯，告诉你的身体是时候睡觉了。即使你不在卧室里，也要在睡前 1 小时内限制所有的强光照射。如果你必须在晚上看屏幕，就使用防蓝光的眼镜。睡前让家中的灯光保持昏暗，特别是你的卧室，并将卧室的温度设定在 18～21 摄氏度。

放松心情：睡前可以洗个热水澡或淋浴，听舒缓的音乐，或读一本书。你也可以在躺下之前写感恩日记和进行冥想。

持续的、高质量的睡眠是很难得的。可能也需要时间来适应新的睡眠习惯，不要期望一开始就得到完美的休息。请记住，即使是睡眠质量略微提高，也会对你的健康和你的大脑有很大益处。

第6天　运动疗法
站起来，去锻炼，至少20分钟

坚持运动可能会令你畏缩。我们所强调的不是强迫自己去做一些不愉快的事情，而是将运动视为一种药物，在改善你的情绪和决策能力的同时保护你的大脑和身体。利用第6天时间，集中精力在你的日常生活中养成这种习惯。今天就行动起来，从事某种形式的运动，至少20分钟。当你在接下来的项目中取得进展时，设定一个目标，将运动时间提高到每天30分钟。以下是使运动变得愉快的4个关键。

对你的起点要持现实的态度：如果你已经几年没有运动了，你不应该上来就跑10千米。我们的目标是可持续的运动！

消除障碍：为你将如何和何时锻炼制订计划。不要找时间，要腾出时间。为此，在前一天晚上准备好你的运动服和运动鞋。

找到感兴趣的运动：从长远来看，强迫自己完成这些运动的效果远不如找到让你兴奋和充满活力的活动。如果一种运动方式不适合你，那就改变一下。如果一项新的运动能让你有动力，能让你动起来，那就去试试。

与他人一起运动：与他人一起运动有助于你坚持运动。试着让朋友加入你的运动计划，每周一天即可。考虑加入一个跑步或步行小组。问问同事，他或她是否有兴趣在午餐时间出去走走。不要找任何借口！做对你和你的身体有意义的事。

一旦你达到了你的目标，每周至少运动5天，每次至少30分钟，你就会发现，运动不一定是一项令你畏缩的任务。相反，它可以成为你生活中令你愉快的一部分。即使在你没有进行日常运动的日子里，也可以考虑通过一些小的改变，如走楼梯或午餐后散步，在你的一天中增加运动量。如果你的工作相对久坐不动，每小时至少站起来走动2分钟，不要连续坐了几小时。最终，你可以通过增加运动强度和时间来提高你的运动量，从而实现脑源性神经营养因子和改善前额叶皮质功能的所有养脑益处。但是不要忘记，只要运动，无论以何种方式，对你的身心都是有益的。

第7天　冥想疗法
坐下来，专注于你的呼吸，坚持12分钟

正如我们在第10章中解释的那样，冥想是调试思维的最佳方式之一。我们不推荐特定类型的冥想，因为我们的主要目标只是让冥想成为你一天的一部分——就像运动一样。你可以在网上了解各种形式的冥想，找一本指导书，或者下载相关应用程序。如果你想从一个不需要技术的基本技巧开始，只要坐下来12分钟专注于你的呼吸。用第7天来尝试一种冥想形式，此后每天继续练习。

这一部分计划会给你带来巨大的挑战。在你开始之前，请记住，当你试图冥想时，分心是完全正常的。当你出现思想游离时，抓住它

是我们的目标，所以当你无法集中注意力时，不要觉得自己搞砸了。你需要找到一个每天有 12 分钟不受干扰的时间，以及一个不会被干扰的地方来冥想。早上起床后第一件事或睡觉前是很好的冥想时机。你可以考虑买一个冥想坐垫，尽管椅子、沙发甚至铺有地毯的地板都可以。

你要确保在日常冥想期间将手机设置成飞行模式或关闭状态，因为电子设备的影响将严重干扰这项活动的潜在益处。

第8天 联系亲友
拿起电话跟你的亲友，至少聊上足足10分钟

你与他人的互动是帮助你摆脱失联综合征的关键。每天至少花 10 分钟不间断的时间与另一个人交流，你会从这项活动中受益。问题是：这种交流必须是面对面或通过电话（或视频聊天）进行的，而且必须包含专门用于了解对方的新情况的谈话。在第 8 天，想办法让这件事变得毫不费力，并确保对话满 10 分钟。例如，你可以和你的家人一起坐下来吃饭，轮流分享你们一天中最好的经历或你们学到了什么。可以考虑给你很久没有联系的老朋友打电话。

第9天 及时复盘
过去8天，你哪里的心理防线最薄弱

进展如何？你可能会觉得你才刚刚开始，但现在是时候评估前 8 天的情况，以及你接下来的打算了。回顾你到目前为止所做的任何笔记。该计划的哪些部分是最具挑战性的？哪些部分相对来说不费力？

你到大自然中去了吗？你是否在努力遵循数字戒毒的建议？你可能在某些方面还有工作要做，这没关系。

仔细阅读表 11-1，圈出一个描述每天你遇到的挑战的选项。这将成为一张路线图，告诉你哪里还需要努力向前迈进。

表 11-1　10 天大脑排毒计划的落实情况

第 1 天：数字戒毒	第 2 天：练习共情	第 3 天：大自然疗法	第 4 天：饮食疗法
简单			
中等			
困难			
第 5 天：睡眠疗法	第 6 天：运动疗法	第 7 天：冥想疗法	第 8 天：联系亲友
简单			
中等			
困难			

花点时间想一想你的心理防线最薄弱之处。在紧张的一天结束后，你是否觉得你想跳过健身？你是否难以拒绝晨会上的免费百吉饼？问问自己是什么导致了这些情况的发生。想一想如何为这些时刻做最好的准备（例如下班后报名参加健身课，在晨会前吃早餐）。这种预先计划将有助于保护你的大脑和身体。

当你把时间、精力和金钱投入对你没有好处的事情上时，要考虑你是否被操纵了。例如，在你吃一顿对身体有害的食物，沉迷于社交媒体或又一次冲动消费之前，问问自己，你是在为自己的最大利益还是为别人的利益行事。其他人是否从你的错误选择中获利？把这种认识作为改变的动力。

在第9天，还有一个建议可以尝试：给自己写一封信，谈谈你想改变的原因，并在每天早上和晚上大声朗读。找到最能驱动你的东西，反复提醒自己为什么要为你的未来做这项投资。也许是你想跟上你的孩子，缓解严重的健康状况，减肥，与你的伴侣有更亲密的关系，让自己更有活力和更轻松，或者在工作中更有效率。

当你写出你的意图并阐明它们时，你就更有可能保持最终能帮助你实现目标的习惯。

第10天　向前迈进
生成适合你的排毒方案

好样的！你正在迈向更美好的生活。你已经开始做出重大改变，这些改变目前在很多层面上影响着你，包括你的情绪、新陈代谢和大脑功能。最重要的是，你已经开始走上收回你的思想和行动的道路——让你从失联综合征中解脱出来。

看看你是否注意到任何积极的变化——例如更好的睡眠，更少的消化问题，更低的对糖和垃圾食品的渴望，更多的精力，慢性病的缓解，或更大的幸福感。记下这些观察结果，无论多么微小，并把这些积极的变化当作你继续前进的动力。本计划的最后一步是建立一个框架，以便你能在未来几年继续从本书的课程中受益。虽然这个10天计划是为了让你每次只专注于一种措施，但如果你想与你的大脑重新建立连接，以获得持久的健康和快乐，你必须终身致力于执行这些方案。也许你会觉得不可能，但请记住，即使只将这些建议中的一项纳入你的日常生活，也是一个重大的飞跃。当你准备采纳这些建议时，请考虑以下三个步骤：

1. 回顾第 9 天的图表，特别关注你认为最困难的活动（你圈出"困难"的日子）。回去重读书中的这些章节，看看是否有办法让这些活动变得更容易。

2. 回顾计划中对你最有意义的部分。突出那些让你保持活力、兴奋和动力的事情，并在你为未来制订可持续计划时优先考虑它们。如果你发现自己对任何特定的部分都感到厌倦或不太感兴趣，可以尝试改变一下（例如尝试不同的运动，做不同的饭菜，探索一个新的公园，尝试一种新的冥想方式）。

3. 10 天的大脑排毒活动要求你做出许多改变。它们可能并不都是与你相关或可行的。如果你决定不遵循我们所有的建议，我们强烈鼓励你尽可能多地优先考虑大脑排毒计划的核心内容。

- 将 T.I.M.E. 测试应用于所有数字活动。
- 确立一个日常的共情练习。
- 每周花 30 分钟接触大自然。
- 遵循"大脑排毒"饮食。
- 每周 5 天，每次运动 30 分钟。
- 优先保证每晚至少 7 小时的睡眠。
- 每天至少冥想 12 分钟。
- 每天至少拿出 10 分钟来改善人际关系。

我们希望你每天继续按这个计划的核心基本理念执行，但我们也希望你能找到适合自己生活的方法。

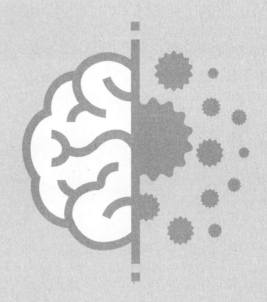

BRAIN
WASH

Detox Your Mind for Clearer Thinking,
Deeper Relationships, and Lasting Happiness

第12章

40个大脑排毒食谱
从厨房里获得连接

◎ 食物如何重塑我们的大脑和身体?

◎ 如何在享用美食的同时,减少摄入糖分和其他易上瘾的碳水化合物?

选择吃什么、喝什么是你每天最重要的决定之一。食物是重塑你的大脑和身体的关键，也是通往充满活力、健康和幸福生活的入场券。我们遵循大脑排毒计划精心设计了各种食谱，包括基础食谱，早餐食谱，开胃菜、汤、沙拉和小碟菜肴食谱，配菜、主菜、甜点和饮品食谱。这些美味的抗炎食物将为你的身体——从肠道微生物到大脑神经元的一切，提供所需的营养成分，以优化其整体功能。这些食谱中有许多是为聚餐设计的。所以如果是聚餐，大可将食材用量增加 1 倍或 3 倍。

虽然你在这份菜单上找不到任何传统的面包、意面和糕点，但上面有很多美味的替代品，不会使你渴望摄入糖分和其他易上瘾的碳水化合物。记住，这里会尽可能使用天然、新鲜和营养成分完整的食材。这本书中的所有食谱都选用了有机农产品、散养家禽和草饲肉类以及散养鸡蛋，另外也经常选用特级初榨橄榄油、椰子油、鳄梨油、无糖坚果奶、新鲜香草和香料。如果你那里没有农贸市场，你可以在大型超市、果蔬连锁店、特色食品店以及网上找到所有的食材。

请尽情享受这些食谱。在遵循大脑排毒计划的情况下，根据你的需要进行调整。

基础食谱

Vegetable Stock

蔬菜高汤

制作分量: 大约6杯
所需时间: 约1小时

虽然你可以在商店买到优质的料理汤包，但是自制的蔬菜清汤或高汤显然会更加美味且干净。对于这道蔬菜汤，你可以添加和／或减少任何你想要或不想要的蔬菜，但请记住，味道浓郁的蔬菜，如卷心菜和西兰花，会为成品增添浓郁的味道。因为生姜有治疗功效，所以我们总会加上一片。

配料表　3 个中等大小的有机洋葱，去皮，切碎。
3 根有机韭菜，包括一些绿叶部分，修剪，
洗净，切碎。
2 根有机胡萝卜，去皮，修剪，切碎。
2 瓣有机大蒜，去皮，切碎。
1 个有机茴香球茎，修剪，切碎。
2 杯①切碎的新鲜有机蘑菇。

---

① 食谱部分计量说明: 1 杯 =250 毫升, 1 汤匙 =15 毫升, 1 茶匙 =5 毫升。——编者注

3～6 根有机欧芹。

2 片有机月桂叶。

2～3 厘米长的有机姜，去皮。

1 茶匙有机黑胡椒。

细海盐适量。

步骤一　将洋葱、韭菜、胡萝卜、大蒜、茴香和蘑菇放在一个大炖锅里混合。加入 7 杯水，搅拌均匀。加入欧芹、月桂叶、姜、黑胡椒和盐。大火煮沸。盖上盖子，小火慢炖。煨 30 分钟，直到汤汁中散发浓郁的蔬菜香。

步骤二　把炖锅从火上移开，用细网筛过滤汤水到干净的容器中。立即食用或冷却后盖好，在冰箱中保存 3 天或在冰柜中保存 3 个月。

步骤三　若要制作蘑菇高汤，在上面的食谱中加入 7 盎司^①干蘑菇以及洋葱和其他蔬菜，炖大约 45 分钟，直到高汤有明显的蘑菇味道。按照前面的做法过滤和储存。

步骤四　若要制作禽畜肉汤，将散养鸡或火鸡的背部和翅膀在约 180 摄氏度的温度下烤 30 分钟（或烤至金黄）。或者将草饲动物的骨头和少量瘦肉在同样的温度下烤约 40 分钟（或直到完全金黄）。将烤好的鸡肉或畜肉与香草一起加入上述食谱中，并按照步骤进行。

---

① 1 盎司约为 28.35 克。——编者注

Leize's Basic Vinaigrette

私房油醋汁

制作分量: 约2杯
所需时间: 约15分钟

　　莱泽是我的妻子,孩子的母亲,多年前在法国和一位法国女士一起生活,从这位女士那里学到了这个配方,此后她就一直在做这道油醋汁。她现在经常凭经验估算配料用量,然后直接在一个木制沙拉碗里做调味汁。用这种调味汁做沙拉,甚至将其淋在烤鱼、贝类、猪肉或家禽肉上,做出来的菜味道都很棒。这种调味汁也可以用鳄梨油、椰子油或其他坚果油制作。

配料表	1 瓣小的有机蒜瓣,去皮,切碎。 2 汤匙有机红或白葡萄酒醋。 大约 1/4 茶匙的细海盐,可根据个人口味再加一些。 1 又 1/2 茶匙有机第戎芥末。 1/2 杯有机特级初榨橄榄油。 现磨有机黑胡椒。 大约 1 汤匙切碎的新鲜有机香草,比如罗勒、龙蒿、欧芹或香葱(可选)。

步骤一	把大蒜、醋和盐放在一个小碗里混合。搅拌约 10 分钟。
步骤二	把芥末放入搅拌器,然后慢慢倒入橄榄油,一次一点,搅拌至乳化。根据你喜欢的沙拉酱酸性,适量放入橄榄油。尝一尝,如果有必要,再加盐和现磨的黑胡椒调味。如果要放入香草,在食用前将其搅拌均匀。
步骤三	储存在冰箱中,使用时,置于室温并摇晃均匀。 也可以加入 1 个去皮、切碎的小葱头和芥末。若制作香醋,用有机香醋代替有机红葡萄酒醋或白葡萄酒醋。

Aioli
蒜泥蛋黄酱

制作分量: 2杯
所需时间: 约12分钟

虽然蒜泥蛋黄酱听起来很花哨，但实际上它不过是一种味道浓郁的大蒜蛋黄酱。搭配烤或蒸蔬菜、冰镇水煮鱼或鸡肉、荷包蛋或煮熟的鸡蛋都很不错。

因为它是蛋黄酱的一种，所以可以将其做成其他一些调味酱来拓宽你的菜谱。

配料表　2～3丝藏红花。
1汤匙有机香槟醋或鲜榨的有机柠檬汁。
3个常温大蛋黄（来自散养鸡蛋）。
1茶匙有机蒜泥。
1/2茶匙细海盐。
1/4茶匙有机干芥末粉。
1又1/2～2杯有机特级初榨橄榄油或鳄梨油。

步骤一　将藏红花放入醋中浸泡至少30分钟。

步骤二　准备开始做蛋黄酱时，在搅拌机的玻璃罐里装满沸水，放在一边几分钟。这么做是为了加热罐子，有助于蛋黄变稠。然后倒出水，迅速擦干罐子。

步骤三　加入蛋黄，以中速搅拌至非常黏稠。加入大蒜、盐和芥末，迅速混合。加入醋，搅拌均匀。（你可以把藏红花丝去掉，也可以把它们留在里面。如果留在里面，它们会给成品增添一种独特的黄色。）

步骤四　在搅拌机运转的同时，开始以极缓慢的速度滴入油。滴得越慢，酱汁就越均匀。当油加到一半时，酱汁的稠度就和传统的浓奶油差不多了，此时你可以稍微快一点加油，因为凝结不再是问题了。

如果混合物看起来太稠，而你想要柔软的、奶油状的混合物，只需加入少量醋即可。继续加入油，直到所有油都被鸡蛋吸收。然后，如果有必要，可加入适量的热水（通常不超过 1 小汤匙），使混合物变得细滑。

步骤五　把蒜泥蛋黄酱刮到一个干净的有盖子的容器里。盖上盖子，放入冰箱冷藏 5 天。

可以将 2 汤匙新鲜香草碎、青或红辣椒碎、姜泥、山葵粉或甜椒碎搅拌到蛋黄酱成品中。香料粉也可以改变味道——孜然、辣椒和黑胡椒碎是最受欢迎的附加配料。姜黄粉和咖喱粉可以为蛋黄酱增添一种南亚风味。

制作牛油果蒜泥蛋黄酱时，加入半杯有机牛油果泥和芥末，用鲜榨的有机酸橙汁代替香槟醋或柠檬汁。

Dry Rub for Meats, Poultry, and Fish
干腌畜肉、家禽肉和鱼肉

制作分量: 2 杯
所需时间: 约 15 分钟

这种简单的干腌是将我们最喜欢的、对身体有益的香料引入日常烹饪的绝佳方式。这种做法使食物的味道相当浓郁，给草饲肉、散养家禽肉或富含脂肪的野生鱼（如三文鱼）肉增加了适度的风味，尤其是在炙烤或烘烤的时候。

配料表　8 个有机小豆蔻。
3 个完整的有机八角。

3 根 5 厘米长的有机肉桂条。

5 厘米长的干有机姜根。

1/2 杯有机香菜籽。

1/4 杯有机孜然籽。

1/4 杯有机黑或白胡椒粒。

1 汤匙有机甜胡椒。

1 茶匙有机丁香。

1 茶匙干有机碎红辣椒片。

步骤一 将小豆蔻、八角、肉桂条、姜根、香菜籽和孜然籽、胡椒粒、甜胡椒和丁香放入煎锅中，用中低火加热、烘烤，不停地搅拌和 / 或晃动锅约 3 分钟，直到香料散发出香气并开始着色。重要的是让香料在锅中不停地翻动，以免烧焦。

步骤二 把煎锅从火上拿开，放在一边冷却至室温。

步骤三 冷却后，将香料放入香料研磨机、食品加工机或搅拌机中加工成均匀的粉末。如果食用，加入碎红辣椒。倒入玻璃容器中，盖上盖子，在阴凉处可保存长达 6 周。

Ricotta Cheese

乳清干酪

制作分量：1又1/2杯

所需时间：约2小时15分钟

自制的乳清干酪在许多方面都很有用。它可以作为甜点、早餐享用，也可以添加到许多菜肴中，还可以作为酱料或沙拉的组成部分。如果你只想把它作为甜点，你可以在加热牛奶的时候加 1 茶匙左右的甜菊糖。

配料表 2 杯有机全脂牛奶（来自草饲动物）。

1 杯有机浓奶油（来自草饲动物）。

1/2 茶匙细海盐（可选）。

1 茶匙粒状有机甜菊糖或更多（可选）。

1/2 汤匙经过滤的鲜榨有机柠檬汁。

步骤一　在细网筛的内部铺上两层潮湿的干酪包布。布要足够大，以使其略微超过筛子的边缘，以便完全覆盖网眼。将这种有内衬的筛网放在一个无反应器皿上，如玻璃或不锈钢碗，让筛子底部和碗底之间能有几厘米的空隙。放在一旁备用。

步骤二　将牛奶和奶油以及盐或甜菊糖（如果使用的话）放在一个厚底锅中，用中火加热。煮沸 1 分钟后从火上移开，加入柠檬汁搅拌。

步骤三　静置约 4 分钟，直到混合物分离成可见的凝乳。倒入那个有内衬的过滤器，盖上保鲜膜，放在一边，让乳清沥干约 2 小时，或直到凝乳达到所需的稠度。混合物沥干的时间越长，成品奶酪的密度就越大。不要丢弃乳清，可以用它来制作饮料或在其他需要它的食谱中使用。

步骤四　去掉保鲜膜，将乳清干酪从干酪包布上刮下来，放在一个无反应器皿中。盖上盖子，存放在冰箱里，最多可放 5 天。

Stone Age Bread
粗粮面包

制作分量: 1 个

所需时间: 约 1.5 小时

这种面包在世界各地都有不同的做法，它制作简单、营养丰富，是白面包极佳的替代品，而且很饱腹。我们总是随身携带它，经常将它作为一种"大脑排毒"的美食分享给邻居和朋友们。

你需要一个厨房秤，各种食谱都能用到它。这种秤很便宜，可以在网上和厨房用品商店买到。你可以使用完整的种子和坚果，不需要切碎它们。

配料表   100 克生的无盐有机南瓜子。

100 克生的无盐有机葵花籽。

100 克生的无盐有机亚麻籽。

100 克有机芝麻。

100 克生的无盐有机杏仁碎。

100 克生的无盐有机核桃片。

5 个大的常温有机鸡蛋（来自散养鸡），轻轻打散。

1/2 杯有机特级初榨橄榄油。

2 茶匙细海盐。

步骤一   将烤箱预热到 165 摄氏度。在 23 厘米 ×13 厘米 ×8 厘米的烤盘上涂上黄油，底部铺上剪好的烤盘纸，并在烤盘纸上涂上黄油。

步骤二

把所有种子和坚果混合在一个大碗里。加入鸡蛋、橄榄油和盐，搅拌至完全混合。

步骤三

把混合物刮到准备好的烤盘上。放到已预热的烤箱中，烘烤大约 1 小时，直到变硬。

步骤四

从烤箱中取出烤盘，静置 15 分钟。把烤盘倒过来，把面包敲到冷却架上，稍微冷却后再切。储存在一个密封的容器中，放到冰箱里。

早餐食谱

All-in-One Breakfast
多合一早餐

制作分量: 2 人份
所需时间: 约 7 分钟

这种早餐简单、快捷又健康。绿色蔬菜、鳄梨、生姜和姜黄能让你的一天以正确的方式开始。你可以在晚上把这些配料放在一起,然后在早上把它们放进搅拌机里。

配料表　4 根有机平叶欧芹。

1 个大的有机鳄梨,去皮,去核。

1 个大叶有机羽衣甘蓝,去梗,切碎。

1 杯有机菠菜嫩叶。

2 汤匙有机薄荷叶。

1/2 茶匙有机姜末。

1/4 茶匙有机姜黄粉。

2 杯有机椰子水。

步骤一　将欧芹、鳄梨、羽衣甘蓝、菠菜、薄荷、姜末和姜黄粉放入搅拌机中混合。加入椰子水和 4 块冰,加工成均匀的泥状。

步骤二　倒入 2 个玻璃杯中,然后一饮而尽!

Almost Muesli
混合燕麦片

制作分量：2人份
所需时间：约5分钟

这种混合麦片比普通麦片的成分更丰富，能在寒冷的早晨为你带来足够多的热量。这是我们能想象到的最健康的早餐，关乎你一天的开始。

配料表	1/2 杯生的无盐有机杏仁碎。
	1/2 杯有机大麻籽。
	1/2 杯不加糖的有机椰子片。
	1/4 杯有机燕麦片。
	2 汤匙生的无盐有机奇亚籽。
	1 汤匙生的无盐有机亚麻籽。
	1/4 茶匙有机肉桂粉。
	1/8 茶匙有机生姜粉。
	1 又 1/2 杯无糖有机椰奶。
	1 茶匙中链甘油三酯（MCT）油。
	1/2 杯有机蓝莓。

步骤一	将杏仁碎、大麻籽、椰子片、燕麦片、奇亚籽、亚麻籽、肉桂和姜粉放入一个小炖锅中。加入椰奶和油搅拌，用中火加热。
步骤二	用小火煮，搅拌几分钟，直到混合物变稠。
步骤三	从火上取下，用勺子舀出等量的麦片放入两个小碗中。在上面撒上蓝莓，立即食用。

Avocado Toast

鳄梨吐司

制作分量: 1 人份
所需时间: 约 25 分钟

虽然鳄梨吐司似乎诞生于澳大利亚,但现在几乎世界各地都有供应。它有很多版本——有些只有鳄梨、盐和胡椒,有些含有许多不同的成分,包括肉、新鲜香草、奶酪、油和西红柿。几乎任何你能想象到的东西都可以放在鳄梨上面,包括我们最爱吃的荷包蛋。这种食物虽然制作简单,但很美味,是开启一天的好方法。

配料表	1 个大的常温有机鸡蛋(来自散养鸡)。
	1 茶匙有机蒸馏白醋。
	1 个成熟的有机小鳄梨。
	1 茶匙有机香菜碎。
	1/2 有机柠檬。
	适量细海盐。
	1 片粗粮面包。
	有机辣椒碎。
	有机香菜,有机薄荷叶,或青柠片作为点缀
	(可选)。

步骤一	向炖锅中倒入深约 8 厘米的冷水,然后用文火慢炖。你要留意锅边冒出的气泡,气泡产生时加入醋。
步骤二	将鸡蛋打碎,倒入放在小碗上的细网筛中,让蛋清滴入碗中。将鸡蛋倒入一个小蛋奶冻杯中,这有助于防止蛋清在水中形成丝缕状,从而形成一个完美的圆形鸡蛋。用木勺柄搅动烧开的水,使其产生轻微的漩涡。轻轻地将鸡蛋滑入漩涡中心。煨大约 2.5 分钟,直到蛋清变硬,蛋黄刚刚凝固。
步骤三	用漏勺或抹刀小心地将鸡蛋转移到一个干净的蛋奶冻杯中。

步骤四	将鳄梨纵向对半切开，用茶匙舀出果肉，去掉果核。把果肉放在一个浅碗里，加入香菜和青柠汁。用海盐调味，用餐叉轻轻捣碎。
步骤五	用勺子将鳄梨果肉放在烤面包上，轻轻抹平。将吐司放在一个小盘子上。
步骤六	轻轻地将鸡蛋从温热的杯子中倒入一个有孔的勺子中。如果鸡蛋边缘有蛋清滴落，则用厨房剪刀小心地将其剪下。
步骤七	把鸡蛋放在鳄梨吐司上。在顶部撒上一点红辣椒碎，如果喜欢的话，用香菜、新鲜薄荷叶或一片青柠来点缀。

Breakfast Crepes
早餐可丽饼

制作分量: 30个
所需时间: 约15分钟

虽然可丽饼经常被当作甜点，但也可以作为美味的早餐——这些杏仁味的美食，你当然可以用来做早餐。这是大脑排毒计划对传统法国早餐面包和黑巧克力的改良。它的制作方法比较简单，但你也可以在可丽饼里放炒鸡蛋、浆果或烤蔬菜。你需要两个直径为10厘米的不粘锅，或者你可以把食谱减半，只用一个锅。

配料表	6个大的常温有机鸡蛋（来自散养鸡），轻轻打散。
	1又1/2杯有机杏仁粉。
	1茶匙细海盐。
	2～2又1/2杯常温有机无糖杏仁奶。
	3汤匙有机无盐黄油（来自草饲牛），融化，

再多加一些用于涂抹平底锅和食用。

1 茶匙纯有机香草精。

1 杯有机黑巧克力碎（至少含有 80% 的可可）。

步骤一　将鸡蛋打入一个中等大小的搅拌碗中。加入面粉和盐搅拌。

步骤二　开始缓慢、稳定地加入牛奶，不断搅拌。

步骤三　当你加入大约一半的牛奶后，面糊应该会变松，此时，你可以加入所有剩余的牛奶以及 3 汤匙融化的黄油和香草精。面糊能轻轻地挂在木勺的背面，此时的黏稠度刚好适中。

步骤四　用中火预热两个不粘锅，每个锅里都涂上一层融化的黄油。用一个小勺，在一个平底锅里倒入刚好覆盖整个锅底的可丽饼面糊。把锅从火上拿下来，抬起并旋转，直到面糊均匀地覆盖在底部。

步骤五　开始在另一个热锅里做另一个可丽饼。煎 45 ～ 60 秒，直到底部变成金黄色。

步骤六　在每个可丽饼烤好后，淋上融化的黄油，撒上巧克力碎。用硅胶刮刀将可丽饼轻轻对折，然后将一半的可丽饼对折成 4 等份。

步骤七　将折叠好的薄饼翻过来放在盘子里，用剩下的面糊重复上述步骤，即可食用。

如果你想提前制作可丽饼，可在 93 摄氏度的烤箱中放置一个铺了烤盘纸的烤盘。当每个可丽饼完成烹饪后，将其转移到烤盘上保温，不要堆叠，保持单层。你做第一个可丽饼时，面糊可能会粘在平底锅上，如果你转动它就会出现撕裂。这表明平底锅还没有预热好，或者还有一些烹饪残渣。通常，第一个薄饼（甚至第二个薄饼）会被粘住，因为平底锅的温度不合适，但所有后续的薄饼都应该会立即膨胀起来。如果薄饼看起来好像在迅速向内收缩，这表明平底锅过热。如果它没有立即凝固，说明平底锅太冷了。所有这些听起来都让人觉得很麻烦，但一旦开始做起来，其实会变得很容易。

Greens With Egge
蔬菜配鸡蛋

制作分量: 4人份
所需时间: 约35分钟

你可以在这个食谱中使用任何你喜欢的绿色蔬菜。想要口味多样化，味道更浓，你可以用蒲公英和／或芥菜，或者把它们与甜菜和羽衣甘蓝混合在一起。因为这比平常的工作日早餐要花更多的精力，所以适合作为周末早午餐或午餐。

配料表
1/4 杯有机特级初榨橄榄油，分成 2 份。
2 根有机韭菜，只要韭白部分，修剪好，洗净，横向切成薄片。
2 个有机葱头，去皮，交叉切片。
1 大束有机莴苣，修整后切碎。
1 束有机羽衣甘蓝，去除粗壮的茎，切碎。
1 茶匙有机大蒜末。
1 汤匙鲜榨有机柠檬汁。
4 个大的常温有机鸡蛋（来自散养鸡）。
细海盐和现磨的有机黑胡椒。
1 茶匙新鲜有机龙蒿碎。
1/2 茶匙有机红辣椒碎。
1/2 茶匙有机漆树粉。

步骤一   将烤箱预热至 175 摄氏度。

步骤二   在一个大的耐热煎锅里，用中火加热 1 汤匙油。

步骤三   加入韭菜和香葱，翻炒大约 12 分钟，使它们变得软而金黄。加
入甜菜、羽衣甘蓝和大蒜，继续翻炒 3 分钟，或直到蔬菜变蔫。
加入柠檬汁和 2 汤匙橄榄油，继续炒 1 分钟左右，直到完全混合。

步骤四   把绿色蔬菜的顶部弄平，然后在顶部做 4 个凹槽，每个凹槽都
足够装下一个鸡蛋。小心地在每个槽放进一个鸡蛋。用盐和胡
椒粉调味，然后把锅移到预热好的烤箱里。烤大约 15 分钟，直
到鸡蛋凝固。

步骤五   在烤鸡蛋的时候，把剩下的橄榄油放在一个小炖锅里。加入龙
蒿、红辣椒碎和漆树粉，用中火加热。用盐和胡椒粉调味，大
约搅拌 3 分钟，或直到油热并散发香气。

步骤六   从烤箱中取出平底锅。在上面淋上调味油，趁热直接从锅里拿
出来吃。

Cauliflower Pancakes
花椰菜煎饼

制作分量: 4人份
所需时间: 约25分钟

这些煎饼是很棒的早餐或早午餐，它们也是烤肉、烤家禽肉和 /
或烤鱼的配菜。姜黄增添了亮丽的色泽，也带有一种略带丹宁味又微甜的
味道。

配料表	450 克有机花椰菜花部，包括茎。
	1 个小的有机白洋葱，去皮并切碎。
	1 茶匙有机大蒜末。
	1/2 茶匙有机姜黄末。
	3 个大的常温有机鸡蛋（来自散养鸡），轻轻
	打散。
	细海盐和现磨有机黑胡椒。
	1/3 杯有机酥油（来自草饲动物）。
	1/2 杯有机葱花。
	1 杯全脂有机酸奶油（来自草饲奶牛，可选）。

步骤一	预热烤箱至 93 摄氏度。在烤箱里放一个铺了烤盘纸的烤盘。
步骤二	用手持式刨丝器，将花椰菜用中等大小的孔刨丝。将花椰菜丝放入一个大碗中，加入洋葱、大蒜和姜黄，搅拌均匀。
步骤三	加入鸡蛋，用海盐和胡椒粉调味，搅拌至完全混合。静置 10 分钟，让香味飘散出来。
步骤四	在一个大煎锅里用中火加热酥油，用勺子舀入足够的花椰菜混合物，做成直径约 8 厘米的扁饼。注意不要让它们溢出煎锅。
步骤五	用金属刮刀的背面将薄饼稍微压平，但要保证扁饼直径不超过 10 厘米。
步骤六	煎大约 5 分钟，直到薄饼的底部变成金黄色，变得足够结实，可以很容易地翻面。如果薄饼变黄得太快，就把火调小。
步骤七	用刮刀轻轻地把薄饼翻过来，再煎 4 分钟，直到熟透，变成金黄色。如果你翻转得太快，薄饼就会散架。
步骤八	一个薄饼烤好后，把它放在烤箱的烤盘上，继续把所有的面糊都做成饼。

上桌的时候，可以把薄饼放在浅盘中，撒上海盐和葱花。如果喜欢的话，还可以在旁边放上酸奶油。

开胃菜、汤、沙拉和小碟菜肴食谱

Cauliflower Hummus

花椰菜鹰嘴豆泥

制作分量：4～6 人份
所需时间：约 12 分钟

这是一种清淡、美味的鹰嘴豆泥。它是蔬菜沙拉中一种美妙的蘸料，也可以用来做小菜，还可以加入我们的粗粮面包中做一个非常棒的三明治。如果你将花椰菜进行了烘烤，鹰嘴豆泥的味道会很浓郁。

配料表　1 个大头的有机花椰菜，切成小花，蒸至脆嫩。
4 瓣有机大蒜，去皮，或依照个人口味适量添加。
1/4 杯有机芝麻酱。
1 茶匙有机孜然粉。
1 个有机柠檬的汁，或依照个人口味适量添加。
有机特级初榨橄榄油。
适量细海盐。

步骤一　将花椰菜、大蒜、芝麻酱和孜然放入装有金属刀片的食品加工机的碗中。开始加工，在马达运转的情况下，一次一点点加入柠檬汁，直至达到你喜欢的酸度。加入适量特级初榨橄榄油，使混合物变得细滑，并增加一点果味。用盐调味。

步骤二　刮入无反应器皿，盖上盖子，冷藏 1 周。

步骤三　搭配各种生蔬菜一起在室温下食用。

如果你想为其增添一些精致感，可在食用前撒上新鲜的有机石榴籽或有机黑芝麻和烤白芝麻的混合物。

Madras Pea Soup
马德拉斯豌豆汤

制作分量：6人份
所需时间：约40分钟

辣椒的辣味和东印度香料的咸味与这道菜中的甜豌豆、凉爽的酸奶和芳香的香草形成了鲜明的对比。即使是在新鲜豌豆上市的节令，也要使用冷冻的有机豌豆，因为它们有美丽的颜色和稳定的甜度——新鲜豌豆在颜色和淀粉含量方面可能会有些问题。无论是热食还是冷食，这道汤都很饱腹，如果分量足够多，可以作为午餐或晚餐的主菜。

配料表　　1 汤匙有机椰子油。

3/4 杯有机白洋葱碎。

1 汤匙有机姜末。

1 茶匙有机大蒜末。

2 茶匙烤过的有机孜然粒，用研钵和研杵研磨。

1/2 茶匙有机香菜。

1/2 茶匙有机肉桂粉。

2 杯干有机豌豆。

1 个小的有机胡萝卜，去皮，切掉不要的部分
并切碎。

1 个有机墨西哥辣椒，带茎切碎，或依照个人
口味适量增加。

3 杯蔬菜高汤或有机罐装蔬菜汤。

适量细海盐。

1 个有机柠檬的汁。

1/2 茶匙有机古玛沙拉（辛辣香料粉）。

1/2 杯纯天然全脂有机酸奶，外加更多的点缀
（可选）。

现磨有机黑胡椒。

1 杯冷冻有机豌豆，解冻，沥干，拍干。

1 汤匙有机香菜碎。

1 汤匙有机薄荷碎。

6 ～ 8 根有机香菜或薄荷（可选）。

步骤一　用中火加热大平底锅中的油。加入白洋葱、姜和大蒜，炒 5 分钟左右，直到白洋葱开始变色。加入孜然、香菜和肉桂，炒 1 分钟。加入豌豆、胡萝卜、辣椒和高汤以及 3 杯水，烧开。用盐调味。

步骤二　用小火慢炖大约 30 分钟，直到豌豆变软。如果混合物太稠，每次加入半杯高汤或水。

步骤三　把锅从火上移开，加入柠檬汁、古玛沙拉和半杯酸奶。如有必要，分批倒入搅拌机中，并加工成细滑的泥状。

步骤四　将菜泥倒入干净的平底锅中，用中火慢炖，经常搅拌。不要让汤煮沸，否则酸奶会凝结。加入胡椒粉，尝一尝，必要时再次调味。

步骤五　加入豌豆、香菜碎和薄荷碎。倒入浅碗中，如果愿意的话，用一团酸奶和香菜或薄荷枝点缀中心。

不要让冻豌豆在室温下放置太久，否则会萎缩。最好在用前将豌豆从冰箱中取出，移到过滤器中，然后在热水下快速解冻。热水可迅速解冻并加热它们，以便它们可以拍干并添加到汤中而不会使汤冷却。

这道汤也可以冷饮。捣成泥后，盖上盖子冷藏约 4 小时，直到充分冷却。在上菜前加入豌豆、香菜和薄荷，如果愿意的话，可以像上面所述一样点缀。汤也可以冷冻起来。

Garlic Soup
大蒜汤

制作分量：4～6人份
所需时间：约40分钟

许多国家都有自己的大蒜汤。这是一道暖人心脾的秋季或冬季菜肴，足以成为主菜（当你加入奶酪和一些粗粮面包时），其从厨房传来的香味会让你食欲大振。

配料表　3个中等个头的新鲜有机大蒜，不去皮。

1个中等大小的有机甜洋葱，去皮并切碎。

2片有机月桂叶。

2个有机丁香。

2片有机鼠尾草叶。

2根有机百里香。

适量细海盐。

3个大的常温有机鸡蛋（来自散养鸡）。

1/4杯有机特级初榨橄榄油。

适量现磨有机黑胡椒（可选）。

1茶匙有机平叶欧芹碎。

1茶匙有机细香葱碎。

适量新鲜有机帕尔马干酪碎。

步骤一　向大炖锅中倒入约2升水，用大火烧开。

步骤二　在水沸腾的时候，用手指拨开大蒜头上所有干燥、松散的皮，将蒜头连同皮一起粗粗地切碎。

步骤三　在沸水中加入切碎的大蒜、甜洋葱、月桂叶、丁香、鼠尾草叶和百里香。加盐调味，再用小火慢炖。炖大约25分钟，直到大蒜变成糊状。

步骤四　炖肉汤时，准备增稠剂。把蛋黄放在一个小搅拌碗里，将蛋黄打至发白且相当浓稠。不断搅拌，缓慢、稳定地加入油，搅拌至混合物达到蛋黄酱的稠度。盖上盖子放在一边，备用。

步骤五　　当大蒜变成糊状时，将肉汤从火上移开，用细网筛过滤，丢弃固体。肉汤中加入盐和胡椒粉调味。

步骤六　　把过滤好的液体倒进平底锅，用中火煮开。同时，将增稠剂刮入汤锅或大碗中。一旦肉汤沸腾，将其从火上移开，不断搅拌增稠剂，慢慢将大约 1 杯热汤倒入增稠剂中，然后倒入剩余的肉汤。在上面撒上欧芹碎和细香葱碎。每一份都要在上面放上适量的帕尔马干酪碎。

Chicken Caesar Salad
凯撒鸡肉沙拉

制作分量: 4 人份
所需时间: 约 35 分钟

这道沙拉看起来包含了很多食材，但把它们放在一起并不难。酱汁和鸡肉可以在一天的早些时候做好，羽衣甘蓝可以在上桌前 1 小时左右烤好。然后将它们放在一起，一个优雅版的凯撒鸡肉沙拉就做好了。

配料表　　3 个大的常温有机鸡蛋（来自散养鸡）。
1 汤匙有机全谷物芥末。
1 茶匙有机第戎芥末。
1 茶匙有机凤尾鱼酱。
1 茶匙烤大蒜末。
1 汤匙有机苹果醋。
1/2 杯有机特级初榨橄榄油，分成 2 份。

适量细海盐和现磨有机黑胡椒。

4 块无骨无皮有机鸡胸肉，每块约 170 克。

1/3 杯有机帕尔马干酪细碎。

8 片有机羽衣甘蓝叶，去掉粗壮的茎。

2 头有机长叶莴苣，洗净，切成叶。

3 杯有机菠菜叶。

1 杯有机球芽甘蓝丝。

1/2 杯有机萝卜薄片。

1/2 杯生的无盐有机杏仁片，烤熟。

步骤一 将蛋黄、芥末酱、凤尾鱼酱、大蒜和苹果醋放在一个小混合碗中，慢慢地倒入 1/4 杯橄榄油，搅拌使其乳化。加入盐和胡椒粉调味，放在一边。

步骤二 预热烤箱至 150 摄氏度。在烤盘上铺上烤盘纸，放在一边。

步骤三 用高温预热室外烧烤架或炉顶烤盘。

步骤四 修剪鸡肉上的薄膜或筋膜，并用大约 2 汤匙的橄榄油大面积涂抹，加入盐和胡椒粉调味。

步骤五 把鸡胸肉放在热烤架或烤盘上，不停地翻动，烹饪大约 10 分钟，直到完全烤熟，即时读数温度计上的温度达到 68 摄氏度时关火备用。鸡肉在关火后会继续受烘烤，温度可达到 71 摄氏度。

步骤六 在烤鸡肉的时候，准备羽衣甘蓝叶。将剩下的橄榄油、帕尔马干酪、盐和胡椒粉混合在一个小碗里，搅拌至完全混合。用糕点刷把混合物涂在羽衣甘蓝叶的两面。

步骤七 把调好味的羽衣甘蓝叶放在准备好的烤盘上，放入已预热的烤箱，烤 20 分钟左右，直到羽衣甘蓝变成浅棕色，口感酥脆。从烤箱中取出，放在一边。

步骤八　　上桌时，把鸡肉横切成薄片，备用。将长叶莴苣、菠菜、球芽甘蓝丝、萝卜和杏仁放入一个大碗中混合。加入切片的鸡肉和大约一半的芥末酱，搅拌均匀。

步骤九　　把等量的沙拉放在 4 个午餐盘子里。每一份都放上等量的烤羽衣甘蓝，并立即食用。剩余的调料放在一边。

Chicory Salad with Tahini Dressing
菊苣沙拉配芝麻酱

制作分量: 4 人份
所需时间: 约 15 分钟

　　这是一道令人感到清爽、有活力的沙拉，结合了绿色蔬菜的苦味、坚果的温热和调味料的奶油味。在选择绿色蔬菜时，尽量找一些紫色、绿色和有斑点的菊苣，使沙拉在视觉上也很吸引人。

配料表　　340 克混合有机菊苣，如苦苣、比利时菊苣或
　　　　　其他苦叶绿叶蔬菜。
　　　　　1/2 杯粗切的无盐有机核桃。
　　　　　适量烤芝麻酱。
　　　　　约 1/4 杯有机石榴籽（可选）。

步骤一　　把绿色蔬菜和核桃放在一个大沙拉碗里。

步骤二　　加入适量的调味料，轻轻涂抹，搅拌均匀。

步骤三　　如果喜欢的话，可以把石榴籽撒在上面。

Tahini Dressing
芝麻酱调料

制作分量: 6汤匙
所需时间: 约15分钟

配料表　2 汤匙有机芝麻酱。
1/2 茶匙有机大蒜末。
半个有机小橙子的皮和汁。
3 汤匙有机特级初榨橄榄油。
适量细海盐和现磨有机黑胡椒。

步骤一　在一个小碗中，将芝麻酱与大蒜、橙皮和橙汁混合。缓慢地加入橄榄油搅拌，并加入盐和胡椒粉调味。

步骤二　如果调料看起来太稠或有颗粒感，渐次添加 1 汤匙凉水，直到达到类似于浓奶油的浓稠度。

Sesame Beef Kebabs with Avocado Dipping Sauce
芝麻牛肉串配鳄梨酱

制作分量: 28块
所需时间: 约15分钟，另加浸泡烤串的1小时

　　这将是一道有趣的开胃菜或夏季烧烤聚会的小吃，因为你可以把所有的东西放在一起，然后让你的客人自己烤制肉串。蘸酱增加了一点风味，但烤肉串单独吃味道也很不错。

配料表	2 块有机纽约牛排或肋眼牛排（来自草饲牛），每块约 450 克，去掉所有脂肪。 适量细海盐和现磨有机黑胡椒粉。 1 杯有机芝麻。 1 杯有机鳄梨油。 1 份鳄梨蘸酱（可选）。

步骤一	将 28 根 20 厘米长的竹签放入冷水中浸泡至少 1 小时。沥干水分，但不要让签子变干。
步骤二	用一把锋利的刀，把每块牛排的边缘削薄，做成 2 个整齐的长方形。每个长方形大约 17 厘米长，10 厘米宽，2～3 厘米厚。将每块牛排横切成 7 块，每一块大约 10 厘米长，2～3 厘米宽。
步骤三	把这 14 块肉一块一块地放在一起。用 2 根竹签穿过每一块肉，这样煮熟后把肉从中间切成两半，就得到了 2 串大小相等的牛肉。（到此为止，烤串可以组装起来，然后储存、盖上盖子并冷藏，最长可保存 24 小时，或冷冻最长可保存 3 个月。）
步骤四	肉烤好的时候，把芝麻放在一个干净的平面上。用盐和胡椒粉调味，然后将每根烤串都裹上芝麻。
步骤五	将油倒入不粘锅或炉顶烤盘中，用中高火加热。当油微微发亮时，把烤串放在热油中，偶尔翻动，大约 2 分钟，煎炸至外焦里嫩即可。
步骤六	把烤串移到砧板上，把每一串切成两半，做成 2 串大小相等的小串。把烤串放在盘子上，切面朝上，以展示肉的生熟程度。可以立即蘸酱食用。

Avocado Dipping Sauce

鳄梨酱

制作分量: 1杯
所需时间: 约15分钟

配料表　　1 个成熟的有机鳄梨，去皮去核。
　　　　　　1/3 杯纯脂有机酸奶（来自饲草动物）。
　　　　　　2 汤匙有机红洋葱末。
　　　　　　1 茶匙有机姜末。
　　　　　　适量细海盐和现磨的有机黑胡椒。
　　　　　　适量新鲜的有机绿辣椒碎（可选）。

步骤　　将鳄梨、酸奶、洋葱和生姜放入装有金属刀片的食品加工机的碗中，加工至非常细，然后用盐和胡椒粉调味。如果喜欢的话，还可以加入现磨的辣椒碎。

Grilled Clams with Citrus-Herb Sauce

烤蛤蜊配柑橘香草酱

制作分量: 4 ～ 6 人份
所需时间: 约15分钟

　　这是一道极佳的夏季开胃菜、鸡尾酒小吃或零食。一边和客人聊天，一边烤蛤蜊，又快又简单。

　　当蛤蜊淋上清淡爽口的柑橘香草酱时，没有什么菜比这更优雅、更有益于健康了。这种酱汁搭配烤鱼、家禽肉或家畜肉也非常棒。

配料表　36 个野生蛤蜊，擦洗干净。
　　　　柑橘香草酱。

步骤　　将室外烧烤架预热至高温。把蛤蜊平的一面朝上放在烤架上，
　　　　这样可以在蛤蜊受热打开的时候保留圆润一面的汁液。烤大约
　　　　4 分钟，或者直到蛤蜊打开。打开的时候，把蛤蜊从烤架上拿
　　　　下来，抹上一点柑橘香草酱汁，直接热着吃。

新鲜的野生蛤蜊需要浸泡在盐水中，以便清除贝壳里的沙粒。

Citrus-Herb Sauce
柑橘香草酱

制作分量: 2 杯
所需时间: 约 30 分钟

配料表　2 杯有机平叶欧芹碎。
　　　　1/2 杯有机韭菜碎，包括一些绿叶部分。
　　　　1/4 杯有机香菜碎。
　　　　2 汤匙有机牛至碎。
　　　　1 汤匙有机大蒜末。
　　　　1/2 茶匙新鲜有机橘子皮碎。
　　　　1 个有机柠檬的汁和皮。
　　　　1 杯有机特级初榨橄榄油。
　　　　1/4 杯有机香槟醋。
　　　　适量细海盐。

步骤	将欧芹、韭菜、香菜、牛至、大蒜和橘子皮放入装有金属刀片的食品加工机的碗中，搅碎。加入柠檬汁和柠檬皮，搅拌均匀。将混合物刮入无反应器皿中，加入油和醋搅拌。加盐调味，盖上盖子，冷藏至食用前。

主 菜

Lamb with Mustard Sauce
芥末酱羊羔肉

制作分量：4人份
所需时间：约30分钟

这是一个非常简单的"招待客人"的食谱。这些香料使肥美多汁的羊肉变得更加美味，你可以随意地给羊排涂抹上足够多的香料。

配料表	3汤匙有机全谷物芥末。 1又1/4匙有机地姜黄。 1茶匙有机古玛沙拉。 1/2匙有机辣椒粉。 2汤匙有机椰子油。 适量细海盐。 约680克有机草饲羊排。

步骤一	将烤箱预热到220摄氏度。
步骤二	将芥末、姜黄、古玛沙拉、辣椒粉和椰子油混合在一个小碗里，搅拌至完全混合，用盐调味。

步骤三　把大量的芥末混合物涂在羊肉上。将涂好调料的肉放入烤盘中烤约 20 分钟，直到温度计插入最厚部位的即时温度显示为 60 摄氏度（如果现在食用，将是三分熟的肉）。

步骤四　把烤架放在砧板上，静置 10 分钟左右，直到温度计显示 60 摄氏度（五分熟）。

步骤五　用厨师刀沿着骨头切开，每人 2 块羊排。

Deviled Cornish Game Hens
腌制康沃尔野鸡

制作分量：4 ～ 6 人份
所需时间：约 25 分钟

虽然这个食谱需要野鸡，但准备鸡肉、火鸡、猪肉或海鲜还是很容易的。配上菜花、牛排、烤蔬菜、酱汁会很美味。

配料表　1 汤匙有机罗望子酱溶解在 2 汤匙温水中。
2 个新鲜的有机红辣椒或绿辣椒，去梗去籽，
也可依个人口味加入更多。
1 杯无糖有机椰奶。
1/4 杯有机黄洋葱末。
1 汤匙有机大蒜末。
适量细海盐。
3 只有机散养的康沃尔野鸡，清洗干净，纵向
分成两半。
1 个有机柠檬的汁。

步骤一　将室外烧烤架预热至高温。

步骤二　用细网筛过滤罗望子酱，挤压固体以提取所有液体。你应该能得到大约 1 汤匙液体。把罗望子酱的固体丢掉。在一个食品加工碗里，混合罗望子液和辣椒、椰奶、洋葱、大蒜，加工至足够细。用盐调味。

步骤三　在野鸡身上涂上大量柠檬汁。把它放在预热过的盘子上，每面烤 2 分钟。从烤架上拿下来备用。保持烤架温度。

步骤四　使用切肉刀的平面或重底煎锅，轻轻敲打每半鸡，以将其稍微压扁。

步骤五　把压扁的鸡带皮一侧朝下，放在一个大煎锅里。

步骤六　在中火中加入罗望子混合物。煮沸，然后小火炖 6 分钟。

步骤七　立即将鸡从酱汁中取出，重新放到烤架上。带皮的一面朝下烤 4 分钟，烤至酥脆。从烤架上拿开后立即上桌，加或不加锅里的酱汁都可。

Almost Tandoori Chicken
筒状泥炉鸡

制作分量：4 ～ 6 人份
所需时间：约 1 小时，提前腌制 24 小时

　　这是一种不同寻常的经典烤鸡。筒状泥炉是一种传统的印度黏土烤箱（也在其他亚洲国家的烹饪中使用），用木头或木炭加热。烤箱中的温度维

持在230～260摄氏度。但如果你没有筒状泥炉，后院的烧烤架也可以做出绝对美味的烤鸡。它可能看起来不像传统的印度烤鸡那样色泽诱人，但仍然非常美味。嫩滑的肉质中渗透着一丝香料的味道。

配料表　2 杯半纯全脂有机酸奶（来自草饲动物）。

2 汤匙鲜榨有机青柠汁。

1/2 个或 1 个有机红辣椒，去籽后切碎。

3/4 杯有机黄洋葱碎。

1 汤匙新鲜有机姜末。

1 茶匙新鲜有机大蒜末。

1 汤匙有机辣椒粉。

2 茶匙有机古玛沙拉。

1 茶匙有机姜黄粉。

1 只 1.6 ～ 1.8 千克的有机烤鸡（来自散养鸡）。

步骤一　将酸奶和青柠汁放在装有金属刀片的食品加工机碗中混合，然后加工。加入红辣椒、洋葱、姜和大蒜，搅拌均匀。加入辣椒粉、古玛沙拉和姜黄，加工至几乎足够细滑。

步骤二　在鸡皮上切开小缝，这样它就能吸收腌料，然后把它放在一个可重新密封的大塑料袋里。加入酸奶混合物，搅拌均匀，密封。放入冰箱腌 24 小时（但不要超过这个时间），不时翻袋，以确保整个鸡肉在腌制过程中变软。

步骤三　在烤前约 30 分钟，将烤箱预热到 260 摄氏度，或者在户外烧烤架的一侧烧一个非常热的炭火。在烹饪鸡肉之前，您需要让温度达到 260 摄氏度。

步骤四　把鸡肉从塑料袋里拿出来，翻一翻，让多余的腌料从里面滴出来。扔掉腌料。将鸡肉放在烤箱的烤盘上，或者放在烤架最外侧的火上。盖上盖子，开始烤，偶尔翻一下鸡肉，以确保烧烤均匀。

根据需要在烤架上加入木炭，以保持大火。在烤箱里，烤制时间应不超过 40 分钟；在烤架上，鸡肉大约需要 2 小时才能完全煮熟。

步骤五　从烤箱或烤架中取出，静置 15 分钟，然后切成块。

Whole Roasted Striped bass

烤条纹鲈鱼

制作分量：6 人份
所需时间：约 40 分钟

　　你可以把这个食谱用在任何肉质紧致的整条鱼上，如果你喜欢的话，你也可以用任何甜的、肉质紧致的野生鱼（比如三文鱼或大比目鱼）厚片。

　　我们发现，在高温下烤整条鱼会锁住它的汁水，从而使肉质保持非常鲜嫩。

配料表　2 条野生条纹鲈鱼，每条 1.4 千克，去除内脏并
清洗干净。

2 个带皮的有机柠檬，洗好，切成薄片。

10 根有机龙蒿，如果需要，可准备更多，用来
点缀。

10 根小枝有机平叶欧芹，如果需要，可准备更
多，用来点缀。

3 汤匙有机特级初榨橄榄油。

2 汤匙鲜榨有机柠檬汁。

适量细海盐和现磨有机黑胡椒。

2 个大的有机茴香球茎，横向切成薄片。

3 杯（约 1 千克）去皮、切片的有机红葱，焯水。

半杯有机干白葡萄酒。

步骤一　将烤箱预热到 232 摄氏度。

步骤二　将鱼洗净并拍干，里外都要拍干。

步骤三　把一半柠檬片放在其中一条鱼的空腔里，并在柠檬上面分别放上龙蒿和欧芹各 5 根。对另一条鱼重复这个流程。将橄榄油和柠檬汁放在一个小碗里混合，在 2 条鱼身上都涂上橄榄油混合物。两边都用盐和胡椒粉调味。

步骤四　将茴香和红葱放入一个足够盛下 2 条鱼的浅烤盘中，用盐和胡椒粉调味。把蔬菜均匀地铺成一层，把葡萄酒倒进锅里，然后把鱼放在蔬菜上。

步骤五　将烤盘放入预热好的烤箱中烘烤，偶尔翻动蔬菜，烤制约 25 分钟，直到蔬菜变软。插入鱼最厚的部分，其即时温度为 57 摄氏度。

步骤六　从烤箱中取出烤盘，静置 5 分钟。

步骤七　用 2 把铲子小心地把鱼从烤盘里拿下来放到盘子上。用勺子将茴香和葱片撒在每条鱼周围，如果愿意，可以用切碎的龙蒿或欧芹和新鲜的柠檬片点缀。

Salmon with Green Sauce
青酱三文鱼

制作分量: 4人份
所需时间: 约15分钟

这道菜的做法很简单，几分钟就能完成。它是工作日用餐甚至庆祝晚宴的极佳选择，因为摆在盘子里看起来很漂亮。

配料表
2 束有机芝麻菜，洗好。
1/3 杯有机无盐黄油。
适量细海盐和现磨碎的有机黑胡椒粉。
1 汤匙有机椰子油。
4 片去皮野生三文鱼片，每片 170 克。
适量有机孜然粉。

步骤一 将芝麻菜放入沸水中约 30 秒，使其变白。沥干水分，拍干。

步骤二 将焯水后的蔬菜转移到搅拌机（或装有金属刀片的食品处理器）中，加工成类似炖汤的浓稠度。根据需要加入一点温水，使其变细滑。

步骤三 把它刮到一个小炖锅中，加入黄油、盐和胡椒粉，用小火加热。从火上移开，并保温。（这种酱泥可以提前制作，然后在双层蒸锅中重新加热。）

步骤四 在一个大煎锅里用高温加热椰子油。

步骤五 三文鱼用盐和胡椒粉调味，两面撒上孜然粉。放入热锅中煎，翻一次，大约煎 6 分钟，直到表面上色，中心半熟。

步骤六 在 4 个盘子的每个盘子中间各放 1 块三文鱼片，并在边缘淋上绿色的蔬菜泥。

Whole Roasted Salmon with Sunchokes and Leeks

香草韭菜三文鱼

制作分量：6人份
所需时间：约30分钟

如果你买不到一整条 6 磅重的三文鱼，可以用一条较小的鱼代替，或者只烤一条较大的三文鱼的一面。这个食谱也可以用条纹鲈鱼或任何其他脂肪含量稍高的鱼制作，并在常温下或趁热食用。对客人来说，这是一道美味的菜肴，里面富含了洋姜和韭菜的益生元。

配料表　680 克小的有机洋姜，洗好。
3 根有机迷迭香，每根约 13 厘米，或者用其他香草代替。
1 个带皮的有机柠檬，横向切片。
1 条约 2.7 千克的野生三文鱼，去除内脏，清洗干净，头部和尾部留下，冲洗干净，拍干。
适量细海盐和现磨有机黑胡椒。
1 汤匙有机椰子油。
6 根有机韭菜，包括少量的绿叶部分，修剪，洗净，纵向切片。
1 茶匙新鲜有机迷迭香叶。
适量有机柠檬角点缀（可选）。
适量有机豆瓣菜枝条点缀（可选）。

步骤一　把 1 壶盐水用大火煮沸，加入洋姜，小火炖 5 分钟，直到稍微煮熟。洋姜沥干后放一边。

步骤二　将烤箱预热到 190 摄氏度。

步骤三　把迷迭香和柠檬片放在鱼的空腔里，用盐和胡椒粉调味。用糕点刷在三文鱼表面，轻轻涂上椰子油。

步骤四   将准备好的洋姜和韭菜放入能盛下三文鱼的烤盘中，在蔬菜上撒上迷迭香叶，用盐和胡椒粉调味。把三文鱼放在蔬菜上。

步骤五   放在预热好的烤箱中，每2.5厘米厚的鱼烤15分钟，或直到插入三文鱼最厚的部分，温度计读数为190摄氏度时。

步骤六   把盘子从烤箱里拿出，静置10分钟即可食用。

如果需要的话，可以用柠檬角和豆瓣菜点缀三文鱼和蔬菜。

Vegetable Lasagna
蔬菜千层面

制作分量: 4～8人份
所需时间: 约1.5小时

我们喜欢吃这种千层面，它不仅可以用西葫芦代替意大利面，还可以用烤茄子片代替意大利面。 这是丰盛的一餐，完全不会感到缺少意大利面和肉。这道菜也是一个很好的选择，可以带到派对、聚餐或几乎任何聚会场合。客人们会感激你带来这种更清淡、更健康的意大利经典菜肴。

配料表   1.6千克的有机西葫芦。
适量细海盐。
2汤匙有机特级初榨橄榄油。
1杯有机黄洋葱丁。
1汤匙有机大蒜末。
1罐790克及1杯多的有机碎番茄。
1汤匙有机干罗勒。

2 茶匙有机干牛至。

1/4 茶匙有机红辣椒碎。

适量现磨的有机黑胡椒粉。

4 又 1/2 杯有机全脂马苏里拉奶酪碎（来自
草饲动物），分成 2 份。

2 杯乳清干酪。

2 又 1/2 杯有机帕尔马干酪碎，分成 2 份。

1 个大的常温有机鸡蛋（来自散养鸡）。

步骤一　　将烤箱预热到 190 摄氏度。

步骤二　　在两个烤盘上铺上烤盘纸，备用。

步骤三　　使用手持式蔬菜切片机将西葫芦纵向切成 6 厘米厚的片，并铺
在准备好的烤盘上。在西葫芦片上撒上盐，静置 10 分钟。这
样可以吸走蔬菜中的水分，防止千层面变软。

步骤四　　10 分钟后，用纸巾轻轻拍干西葫芦片。

步骤五　　将烤盘转移到预热的烤箱中，烤大约 12 分钟，直到西葫芦片
边缘开始上色。从烤箱中取出，备用。

步骤六　　在一个大平底锅里用中火加热橄榄油。加入洋葱和大蒜，不断
翻炒，大约 4 分钟，直到蔬菜开始变软。加入番茄、罗勒、牛
至和红辣椒碎，用盐和胡椒调味，然后用文火炖煮。偶尔搅拌，
炖煮约 15 分钟，直到酱汁稍微变稠。尝一下，如有必要，可
继续加盐和胡椒调味。

步骤七　　将 2 杯马苏里拉奶酪碎和 1 杯帕尔马干酪碎放入装有金属刀片
的食品加工机的碗中，加入鸡蛋，用盐和胡椒粉调味，搅拌至
混合物完全细滑。

步骤八　在 30 厘米 ×40 厘米的烤盘底部放上约 1 杯番茄混合物。将约 1/4 的西葫芦片放在上面，接着是大约 1 杯奶酪混合物，注意让它完全覆盖西葫芦。

步骤九　将约 1 杯马苏里拉奶酪碎和约 1/4 杯帕尔马干酪碎放在上面一层，重复分层两次以上。然后加入一层西葫芦片，再加入剩下的半杯马苏里拉奶酪碎。最后加入剩下的 1/4 杯帕尔马干酪碎。

步骤十　将千层面放入预热好的烤箱，烤 30 分钟。将烤箱温度提高到 260 摄氏度，继续烤约 5 分钟，直到奶酪变成金黄色，千层面变得非常热，开始冒泡。

步骤十一　将千层面从烤箱中取出，放在铁架上静置约 15 分钟，然后切开上桌。

Grilled Cauliflower and Broccoli Steaks with Eggplant

烤花椰菜和西兰花牛排配茄子

制作分量：4 人份
所需时间：约 45 分钟

蔬菜牛排看起来很棒，是健康饮食绝佳的入门菜品。如果你没时间做茄子或者调料，只要把"牛排"烤好，淋上醋汁或一些特级初榨橄榄油和香醋就可以了。

配料表　1 个约 900 克有机球形茄子，切好。

3/4 杯有机特级初榨橄榄油，再加一些用于
涂抹烤盘。

适量细海盐。

适量有机辣椒粉。

1 个大的有机花椰菜，切好后纵向切成 2.5
厘米厚的薄片。

1 个大的有机西兰花，修剪后切成 4 等份。

1/4 杯有机牛至。

1 汤匙烤蒜泥。

1 汤匙有机茴香籽。

适量有机黑胡椒粉。

适量芝麻酱调料。

用于点缀的有机漆树粉。

步骤一　用高温预热室外烧烤架或炉顶烤盘。在两个大烤盘上铺上烤盘
纸，备用。

步骤二　把茄子纵向切成两半，用大约 1/4 杯橄榄油，每半块都涂上大量
的油。将切好的茄子放在烤架或烤盘上，烤 30 分钟左右，偶尔
翻动一下，烤到茄子肉出现皱褶并呈金黄色，外皮变黑变焦。

步骤三　把茄子从火上移开，把茄子皮从茄子肉上扒下来。用盐和辣椒
粉调味，搅拌，加入适量橄榄油，搅拌成软滑的茄子泥。保温，
备用。

步骤四　烤茄子的时候，准备好花椰菜和西兰花。

步骤五　将剩下的橄榄油倒入一个小碗里，加入牛至、烤大蒜和茴香籽，
用盐和辣椒粉调味。用糕点刷把花椰菜和西兰花的两面都涂上
调过味的油，将蔬菜放在有衬里的烤盘上腌制几分钟。

步骤六　茄子从烤架上拿下来后，小心地把蔬菜牛排放到烤架上烤制，
中间翻一次，烤大约 6 分钟，直到"牛排"刚刚变软。

步骤七　　用勺子把等量的茄子舀到餐盘中间。在茄子上放一块花椰菜牛排，旁边放一块西兰花牛排。淋上芝麻酱，如有需要，可撒上漆树粉来点缀。

步骤八　　制作烤蒜，要将烤箱预热到176摄氏度。用有机特级初榨橄榄油轻轻涂抹带皮的整头有机大蒜或去皮的单个蒜瓣，用铝箔纸包好，放在预热好的烤箱里。

步骤九　　如果你要把整头蒜放在盘子里与烤肉一起，则在烤之前从顶部切下一片。整个蒜头大约需要25分钟才能变软并散发香气，单个蒜瓣大约需要12分钟。

步骤十　　制作烤蒜泥的话，需要按照上面的指示烤整个蒜头。当蒜头变软并散发香味时，切掉顶部，挤出柔软的蒜肉。一个蒜头通常会产生大约2汤匙的蒜泥。烤蒜味道浓郁，一点也不刺鼻。

配　菜

Jicama Slaw
豆薯沙拉

制作分量：4～6人份
所需时间：约20分钟

　　这道味道绝佳的富含益生元的配菜与烤野生鱼、鸡肉或猪肉搭配得非常好，特别是加一点香料的话。这道菜和普通的凉拌卷心菜一样，清爽、健康，在夏季烧烤或野餐时最受欢迎。

配料表　　2个小的有机橙子的汁液。
　　　　　1份有机酸橙汁。

2 瓣有机大蒜，去皮。

1 束有机香菜叶。

1/4 杯有机特级初榨橄榄油。

3 个小的有机豆薯，去皮，切成丝。

1 个有机红洋葱，去皮，切成丝。

1 束有机薄荷叶，切成细丝。

1 根有机大葱，斜切成薄片。

步骤一　将橙子的汁液、大蒜、香菜和橄榄油在搅拌机中混合，直到足够细。放在一边，备用。

步骤二　将豆薯、洋葱、薄荷和葱放入一个大沙拉碗中。加入足够的调味料，轻轻覆盖沙拉。

Sautéed Asparagus
炒芦笋

制作分量: 4～6 人份
所需时间: 约 10 分钟

用这种方法做的芦笋比蒸煮后配柠檬的味道更有风味。这种辛辣的混合菜几乎可以与任何畜肉、家禽肉或野味搭配，也可以作为午餐配水煮蛋或炒鸡蛋。

配料表　2 汤匙有机酥油（来自草饲动物）。

2 根小的有机青葱，去皮，切成薄片。

2 束有机绿芦笋，切成两半。

2 枝有机百里香。

1 个腌辣椒，去籽，切碎。

适量细海盐和现磨有机白胡椒粉。

1/2 汤匙有机雪利酒醋。

步骤	在一个大煎锅里用中火加热酥油。加入青葱，不断翻炒，大约3分钟，直到葱变得半透明。加入芦笋、百里香和辣椒，用盐和胡椒粉调味，反复翻炒约7分钟，直到芦笋变得脆嫩。芦笋炒好前1分钟，用雪利酒醋收汁，翻炒后，从火上移开。

Zucchini and Parsnip Noodles with Celery Root in Broccoli Sauce

西葫芦防风草面条，芹菜根配西兰花酱

制作分量: 4人份
所需时间: 约20分钟

　　虽然蔬菜面条机或螺旋面条机现在是许多厨房的固定用具，但一些超市也出售由西葫芦、胡萝卜、甜菜和其他硬质蔬菜制成的预切面条。

　　我们喜欢自己做，因为我们可以控制蔬菜的质量和新鲜度，但无论怎样，蔬菜面都是一道美味的配菜，甚至是主菜。

配料表	8 杯约 450 克有机西兰花。
	1/2 杯细磨的有机帕尔马干酪，另备一些用于淋撒。
	1/3 杯无盐生有机腰果。
	适量细海盐。
	1/4 杯有机特级初榨橄榄油，另备一些用于淋撒。
	2 瓣有机大蒜，去皮并切成薄片。
	1 个或者更多有机红辣椒，修剪干净，去籽，切碎，根据口味添加。

1 汤匙现磨的有机柠檬皮。

680 克有机西葫芦面条。

226 克有机欧洲防风草面条。

226 克有机芹菜根，切碎。

步骤一　将西兰花、半杯帕尔马干酪、腰果和盐放入装有金属刀片的食品加工机的碗中，加工至细小的碎屑。

步骤二　在一个大煎锅里用中火加热 1/4 杯油，加入大蒜和辣椒，不断搅拌，炒约 2 分钟，直到大蒜变软但不变色。将西兰花混合物与柠檬皮一起加入，继续炒，搅拌约 10 分钟，直到混合物变色并且散发香气。

步骤三　加入西葫芦、防风草面和芹菜根碎，搅拌大约 3 分钟，直到面条粘上酱汁并热透。

步骤四　从火上移开，淋上更多的橄榄油，撒上帕尔马干酪。

Sunchoke Gratin
洋姜脯奶油烤菜

制作分量：4 人份

所需时间：约 35 分钟

当把洋姜脯制成烤菜时，它会变得略带甜味。我们加入适量的黑胡椒来抵消甜度，突出成品的醇香。就像本章的许多配菜一样，洋姜脯奶油烤菜也可以作为午餐或晚餐的主菜。

配料表　2 汤匙有机无盐黄油（来自草饲奶牛）。

1 汤匙有机鳄梨油。

1 个大的有机白洋葱，去皮，纵向切成薄楔形。
450 克有机洋姜脯，去皮，交叉切 0.3 厘米厚
的片。
1 汤匙有机百里香叶碎。
适量细海盐和现磨有机黑胡椒。
1/4 杯草饲奶牛有机鲜奶油。
56 克来自草饲奶牛的有机切达干酪碎。

步骤一　在一个大的耐热煎锅中加入黄油和鳄梨油，用中火加热。加入
洋葱，不断翻炒，大约 10 分钟，直到洋葱变软，开始上色。

步骤二　加入洋姜脯和百里香，用盐和胡椒调味，加入半杯水，用文火炖
煮，盖上盖子，煮大约 20 分钟，直到洋姜脯变得非常软嫩。

步骤三　揭开锅盖，小火炖至汤汁浓稠。如有必要，逐次加 1 汤匙水。

步骤四　预热烤架。

步骤五　把奶油涂在洋姜脯上，铺成均匀的一层。将奶酪撒在上面，然后
立即移到烤架上。

步骤六　烤约 4 分钟，直到洋姜脯顶部变成金黄色，边缘出现气泡。

步骤七　从烤架上取下即可食用。

Leeks and Swiss Chard with Coconut Milk

韭菜和瑞士甜菜配椰奶

制作分量：4人份
所需时间：约20分钟

韭菜和甜菜的组合似乎有点平淡，可一旦你用大蒜和咖喱加热，再加入浓郁的椰奶，这道菜就一点也不平淡了。你可以用羽衣甘蓝或另一种绿色蔬菜来代替甜菜，但尽量不要用非常苦的菜，因为它会盖住韭菜的甜味。

配料表

5 根有机韭菜，包括韭白和嫩叶部分，修剪并洗净。
2 汤匙有机酥油（来自草饲牛）。
2 瓣有机大蒜，去皮，切片。
450 克有机瑞士甜菜叶，剪去坚硬的茎，交叉切成丝。
1 茶匙有机热咖喱粉。
1/4 茶匙有机姜黄粉。
适量细海盐。
1 又 2/3 杯有机无糖椰奶。
1/4 杯烤有机无盐坚果碎，如杏仁、核桃、腰果和澳洲坚果。

步骤一　将韭菜交叉切成 1.3 厘米厚的对角片。

步骤二　在大煎锅中用中小火加热酥油。加入大蒜，炒几分钟，不停地搅拌，直到它变软，但未变色。

步骤三　加入韭菜和甜菜，继续翻炒，大约 5 分钟，直到蔬菜开始变软。加入咖喱粉和姜黄粉，用盐调味。再炒 3 分钟，直到韭菜变软。

步骤四　加入椰奶，慢炖，约 4 分钟，直到混合物开始冒泡。

步骤五　关火，倒入碗中，撒上坚果碎。

Broccoli with Shallots and Red Pepper

西兰花配红椒和青葱

制作分量: 4人份
所需时间: 约15分钟

在这个简单又美味的食谱中，重要的是不要把西兰花烹饪得太熟，因为它不能蔫，要让它稍微脆点。

如果你想加点香料，也可以加一些红辣椒碎。

配料表　约450克有机西兰花。

2汤匙有机椰子油。

2根有机青葱，去皮，横切成薄片。

1个小的有机红甜椒，修剪好，去籽，去脉，
切成细丁。

1茶匙有机蒜末。

适量细海盐和现磨有机黑胡椒。

步骤一　将西兰花放入蒸锅的蒸笼中，底部倒入2.5厘米左右的水。确保蒸笼没有碰到水。

步骤二　盖上盖子，用大火烧开。将西兰花蒸2分钟，然后立即从蒸笼中取出，备用。

步骤三　在一个大煎锅里用中火加热油，加入青葱、甜椒和大蒜，翻炒约5分钟，直到蔬菜开始变软。加入蒸熟的西兰花，用盐和胡椒粉调味，再搅拌一两分钟。盛入碗中，即可食用。

Dandelion Greens with Onions

蒲公英绿叶配洋葱

制作分量: 4人份
所需时间: 约30分钟

蒲公英的绿叶在春天最好, 那时叶子比较小、嫩, 不会像老叶子那么苦。它们是维生素和益生元的极好来源, 应该经常食用。挑选时, 必须确保它们是干净的, 没有接触过有毒喷雾或动物污染物。

配料表　900 克有机蒲公英绿叶, 去茎, 切碎。
1/4 杯加 1 汤匙有机特级初榨橄榄油。
1 个大的有机洋葱, 去皮, 横向切成薄圈。
1 杯切碎的有机青葱。
1 汤匙有机大蒜末。
3/4 杯混合有机香草碎, 如欧芹、香菜、香葱和罗勒。
适量细海盐。
1 个有机柠檬的汁液。

步骤一　把 1 壶盐水用大火煮沸。加入切碎的蒲公英绿叶, 煮大约 3 分钟, 直到蒲公英叶变软。

步骤二　用细网筛滤干蒲公英, 然后移到一个大的干净的厨房毛巾上。把毛巾拧起来, 尽可能地把蔬菜拧干, 备用。

步骤三　在一个大煎锅里放入 1/4 杯橄榄油, 用中高火加热。当油很热但不闪亮时, 加入切片的洋葱。搅拌洋葱, 使所有的洋葱片都沾上油。烹饪时, 不时搅拌洋葱约 5 分钟, 直到洋葱开始变黄。把火调到中低火, 继续翻炒, 约 15 分钟, 或直到洋葱变黄、变脆。

步骤四	用漏勺将洋葱移到双层纸巾上沥干水分，用盐调味。
步骤五	将剩下的 1 汤匙油放入大炖锅中。加入青葱和大蒜，不停地翻炒约 5 分钟，直到它们开始微微上色。
步骤六	将备用的蒲公英和切碎的香草一起加入，翻炒，加热。尝一下，如有必要，用盐调味。
步骤七	从火上移开，放入盘中。淋上柠檬汁，在上面撒上脆洋葱，就可以享用了。

甜　点

Favorite Chocolate Cake

最喜欢的巧克力蛋糕

制作分量: 1个9英寸（1英寸=2.54厘米）的蛋糕

所需时间: 约1小时15分钟，另需4小时以上的冷却时间

　　这种蛋糕不仅没有面粉，也没有糖！但它也很美味。切之前一定要放凉，所以最好在上桌的前一天做好。这种蛋糕很适合旅行时食用，也会对烘焙义卖、社区活动或聚餐有很大的帮助。

配料表	5 个大的常温有机鸡蛋（来自散养鸡），分成 2 份。 一小撮细海盐。 250 克有机黑巧克力（至少含有 80% 可可）。 2/3 杯无盐有机黄油（来自草饲奶牛）。 2 茶匙纯有机香草精。 有机可可粉。

步骤一	把烤箱预热到 162 摄氏度。
步骤二	在一个 9 英寸的圆形烤盘内部涂上大量黄油。切一个适合烤盘底部的烤盘纸圈,并在上面涂上大量黄油。
步骤三	将蛋清放入装有打蛋器的电动搅拌器的碗中,加入盐,低速搅拌,直至硬性发泡的状态,备用。
步骤四	将巧克力和黄油放在双层蒸锅的上半部分,加热,频繁地搅拌,大约 4 分钟,或直到巧克力和黄油融化并结合。把混合物刮到一个大碗里,用打蛋器把蛋黄打到巧克力混合物中,一次打一个。加入香草精。
步骤五	轻轻加入蛋清,一次加入一点,直到没有白色条纹。
步骤六	将面糊倒入准备好的盘中,转移到预热好的烤箱中。烘烤约 1 小时,直到蛋糕中心晃动,边缘变得坚实。
步骤七	从烤箱中取出,放在铁架上冷却。冷却后,放入冰箱,放置至少 4 小时或一夜。准备上桌时,从烤盘中取出模具,然后取出蛋糕并扔掉烤盘纸。
步骤八	将可可粉放入细网筛中,轻轻敲打,以使可可粉撒在蛋糕顶部。
步骤九	切成片就可以享用了。

Chocolate Chip Cookies

巧克力曲奇

制作分量: 24个
所需时间: 约20分钟

我们喜欢这些饼干中杏仁味和巧克力的结合。重要的是，你必须使用可可含量至少为 80% 的巧克力片。如果你把杏仁烤一下，饼干会有更浓的杏仁味。这是大脑排毒饮食的一个很好的入门食品。

配料表
1 又 1/4 杯有机杏仁粉。
1/4 杯粒状有机甜菊糖。
1/4 茶匙小苏打。
1/4 杯有机椰子油。
2 茶匙纯有机香草精。
1/2 杯有机黑巧克力片（至少含有 80% 的可可）。
1/2 杯生的无盐有机杏仁或核桃碎。

步骤一　将烤箱预热到 176 摄氏度。

步骤二　在两个烤盘上铺上不粘硅胶衬垫或烤盘纸。

步骤三　将杏仁粉、甜菊糖和小苏打混合在一个中等大小的碗里，加入椰子油和香草精搅拌。搅拌均匀后，加入巧克力片和坚果。

步骤四　将面团弄成茶匙大小放在准备好的烤盘上，转移到预热好的烤箱中，烤 9 分钟左右，直到边缘凝固成金黄色。

步骤五　从烤箱中取出，用抹刀将它转移到铁丝架上冷却。

步骤六　在室温下、密封容器中储存不超过 5 天。

Almond-Coconut Biscotti

杏仁椰子脆饼

制作分量: 8 ~ 10 个
所需时间: 1小时, 另需 12小时
的静置时间

当这些脆饼完全干燥后, 就可以泡在下午茶里了。它们也可以不加甜菊糖。这种脆饼虽然不会很甜, 但仍然会让人吃起来很满足。

配料表　2 杯生的无盐有机杏仁。
1/4 杯无糖有机椰子片。
3 汤匙有机可可粉。
2 汤匙有机奇亚籽。
1 个大的常温有机鸡蛋 (来自散养鸡)。
1/4 杯有机椰子油。
1 汤匙粒状有机甜菊糖。
1 茶匙小苏打。

步骤一　将杏仁、椰子、可可粉和奇亚籽放入装有金属刀片的食品加工机的碗中, 搅拌混合物至非常细的碎屑。

步骤二　把混合物倒入一个中等大小的碗里, 加入鸡蛋、椰子油、甜菊糖和小苏打, 搅拌均匀。

步骤三　预热烤箱至 190 摄氏度。

步骤四　从碗里刮出面团, 用手把它揉成大约 2.5 厘米厚的面包。用保鲜膜包起来, 放入冰箱冷藏约 30 分钟, 或待其稍微变硬。

步骤五　将面团从冰箱中取出, 打开保鲜膜, 横向切成 8 ~ 10 条大小相等的条状。

步骤六	把饼干放在无油的烤盘上，间隔约 2.5 厘米。放入预热好的烤箱，烤 10 分钟左右，或者烤到面团稍微变硬，边缘开始上色。

你可以把饼干从烤箱里拿出来，趁热软的时候食用，或者为了获得更脆的饼干，关掉烤箱，让它们留在冷却的烤箱中稍微晾干。如果你喜欢非常脆的饼干，可在烤箱冷却后取出饼干，将其转移到铁架上，在室温下静置 12 小时。

Ricotta Mousse
乳清干酪慕斯

制作分量：4人份
所需时间：约15分钟

这是一道清淡爽口的甜点，也可以用半杯黑巧克力片（至少含有 80% 的可可）单独或与浆果一起制作。由于携带方便，它是一种极好的低碳水化合物甜点，可以带着去聚餐或夏季烧烤。

配料表	2 杯乳清干酪。 1/4 杯有机重奶油（来自草饲奶牛）。 2 汤匙粒状有机甜菊糖，或依个人口味适量增加。 3/4 杯有机蓝莓或覆盆子。 1 茶匙新鲜的有机橙子皮碎。 用于撒粉的有机可可粉。

步骤一	将乳清干酪、奶油和甜菊糖放入装有金属刀片的食品加工机的碗中，加工至非常细滑。

步骤二　把混合物刮到一个中等大小的碗里，并加入浆果和橘子皮轻轻搅
　　　　拌。用勺子将等量的甜点倒入 4 个小甜点碗中，撒上可可粉即
　　　　可食用。

步骤三　加盖冷藏可保存 1 ～ 2 天。

Almond Panna Cotta
杏仁意式鲜奶冻

制作分量: 4 ～ 6 人份
所需时间: 约 30 分钟, 加上 4 小时以上的冷藏时间

　　这种清淡的甜点总是令人印象深刻！如果你想换个新花样，可以把一杯蓝莓打成泥，在每个盘子上舀出等量的蓝莓泥，然后用整个浆果和薄荷叶装饰。

配料表　1 杯无糖有机杏仁奶。
　　　　1 杯有机高脂奶油（来自草饲奶牛），分成 2 份。
　　　　1/2 茶匙无味明胶。
　　　　1 汤匙粒状有机甜菊糖。
　　　　1 茶匙纯有机杏仁提取物。
　　　　1/2 杯有机蓝莓。
　　　　4 ～ 6 片有机薄荷叶。

步骤一　将杏仁奶和半杯高脂奶油放入一个小厚底炖锅中，用小火混合。
　　　　加热约 6 分钟，或直到锅边缘形成气泡。

步骤二　在加热杏仁奶的同时，将剩下的半杯高脂奶油倒入一个中等耐
　　　　热的搅拌碗中。加入明胶，静置软化。

步骤三 将杏仁奶混合物加热后，倒在明胶混合物上。加入甜菊糖，搅拌至完全混合。

步骤四 放在一边冷却至室温，然后加入杏仁提取物搅拌。

步骤五 将等量的混合物倒入 4 个 120 毫升的小模子或 6 个更小一点的模子中。用保鲜膜盖住每个小模子，然后放入冰箱。冷却至少 4 小时，直到变硬。

上桌时，把每个小模子倒在甜点盘上，用一些浆果和薄荷叶来点缀。如果意式奶冻不容易从小模子里滑出来，可用热的湿毛巾把小模子包上几秒钟。

饮 品

Matcha Smoothie
抹茶奶昔

制作分量：2人份
所需时间：约5分钟

这款奶昔清爽、美味，是一种美妙的午后能量加油站，对你很有好处。你可以在成品中加入几块冰块，同时混合一点冰沙。

配料表 2 个大的有机波斯黄瓜。
1/4 杯有机薄荷叶。
1/2 茶匙有机抹茶（绿茶粉）。
2 杯冷冻有机椰子水。

步骤一　　把黄瓜切碎，放在搅拌机里，加入薄荷叶、抹茶和椰子水，搅拌至非常细滑。

步骤二　　倒入 2 个杯子，就可以享用了。

Afternoon Pick-Me-Up
午后提神饮料

制作分量: 2 人
所需时间: 约 7 分钟

这款饮料绿色、柔滑，略带酸味，正是在午后唤醒你的好东西。如果你在白天限制了碳水化合物的摄入量，你可以放纵一下，加入半根小香蕉，以增加一点质感和甜味。一旦你这样做，请记住减少剩余的碳水化合物摄入量。

配料表　　1 个去皮、去籽的有机鳄梨。
2 杯切好的有机羽衣甘蓝叶。
1 杯冷冻有机椰子水。
1 杯冷冻有机无糖杏仁奶。
2 汤匙有机薄荷叶碎。
1 汤匙有机姜末。
1 茶匙鲜榨有机酸橙汁。

步骤一　　把所有的原料放在搅拌机里混合，处理至细滑并呈奶油状。

步骤二　　在两个大玻璃杯中各放几块冰块，然后把混合物分成 2 份。

Hibiscus Tea

芙蓉茶

制作分量：4人份
所需时间：约15分钟

热的或冰的芙蓉茶经常是禁食者的首选饮料。我们喜欢它的果香和它在炎热夏天的提神能力。生姜和香草似乎是这种神奇功能茶的绝佳搭档。

配料表	1/3 杯干的有机芙蓉花。
	7 片有机罗勒叶。
	1.3 厘米的有机姜，去皮。
	1 汤匙鲜榨有机酸橙汁。
	适量粒状有机甜菊糖（可选）。
	4 根有机薄荷枝作为点缀（可选）。
	4 杯冷水。

步骤一	将芙蓉花、罗勒、生姜和4杯冷水放入一个中等大小的炖锅中，用中火煮至沸腾。马上关火，盖上盖子，放在一边泡15分钟。
步骤二	加入酸橙汁，如果用到的话，加入甜菊糖。滤入茶壶，如果冰镇的话，则滤入水罐。如果是后者，要么加冰，要么冷藏几小时。
步骤三	如果需要的话，可以用薄荷枝来点缀。

如果有的话，你可以用新鲜的有机种植的木槿花，而不是干叶来泡茶。然后像处理干叶那样，将花基部的绿色部分和雌蕊一起去掉。

Gingerade
姜汁无酒精饮料

制作分量: 2.2升
所需时间: 约40分钟

这是一个非常古老的饮料配方, 在炎热、艰苦的农忙期用来提神。它不宜很甜, 因为爽口的姜汁有助于恢复活力。在后院聚会和海滩野餐时, 这是一种美味的饮料。

配料表
170 克有机姜, 去皮, 切碎。
1 个有机橙子皮, 切成细条。
1 份有机橙子汁。
粒状有机甜菊糖。
装饰用有机薄荷枝 (可选)。

步骤一　将生姜和橙子皮放入一个大炖锅中, 倒入 2.2 升沸水, 盖上盖子, 放在一边泡 30 分钟, 直到液体非常香。

步骤二　加入橙子汁和甜菊糖, 搅拌均匀。

步骤三　每次只加一点点甜菊糖, 加入后再尝一尝。这种饮料应该有姜味和酸味。准备上桌的时候, 在一个大水壶里装满冰块, 把姜汁倒在里面。如果你愿意, 在每个杯子里放一根薄荷枝。

Powerhouse Coffee

劲霸咖啡

制作分量: 2 人份
所需时间: 约 5 分钟

这款咖啡可以让你精神焕发地开始一天，也可以让你精神焕发地结束一天。

它更像是一杯美味、浓郁的卡布奇诺变成了诱人的饮品。重要的是，要使用高速搅拌机，这样所有的成分都会乳化成奶油状的混合物。

配料表　2 杯热浓有机咖啡。
3 汤匙有机黑巧克力粉（至少含有 80% 的可可）。
2 汤匙有机无盐黄油（来自草饲奶牛），置于室温下。
1 汤匙 MCT 油。
2 汤匙有机浓奶油（来自草饲奶牛）。
有机肉桂粉作为点缀。

步骤一　将咖啡、巧克力粉、黄油和 MCT 油放入高速搅拌机中混合，直到混合物变得柔滑和细腻。

步骤二　倒入两个加热过的咖啡杯中，然后在每个杯子中勺入 1 汤匙浓奶油，并撒上肉桂粉。

Turmeric Milk Shake

姜黄奶昔

制作分量: 2 人份
所需时间: 约 5 分钟

这种饮料最好用新鲜的姜黄和生姜在高速搅拌机中制成。不过，你应该磨碎姜黄和生姜，以确保成品饮料柔滑且呈奶油状。你们可以用杏仁奶和椰子油代替椰子奶和鳄梨油。尽管这不是必需的，但如果你有新鲜的椰子，它会增加一种可爱的味道。

配料表　3 又 1/4 杯有机无糖椰奶（冰镇）。
　　　　2 汤匙有机鳄梨油。
　　　　13 厘米长的新鲜有机姜黄根，去皮并磨碎，或 2 茶匙有机姜黄粉。
　　　　2.5 厘米长的有机生姜，去皮并磨碎，或 1 茶匙有机生姜粉。
　　　　1/4 杯不加糖的有机椰子丝或薄片。
　　　　1 茶匙纯有机香草精。
　　　　1 茶匙新鲜、磨碎的有机橙子皮，再加一些作为点缀。
　　　　1/2 茶匙有机肉桂粉。
　　　　4 个冰块。

步骤一　将椰奶和鳄梨油混合在高速搅拌机的罐子里，加工到刚刚混合。

步骤二　加入姜黄、姜、椰子、香草精、橙子皮和肉桂粉，搅拌均匀。加入冰块，高速搅拌，直到混合物变得细滑、黏稠，呈亮黄色。

步骤三　向两个高脚杯中各倒入等量的混合物，在上面撒上橙子皮即可。

看不见的线才是最牢固的纽带

看不见的线才是最牢固的纽带。

——弗里德里希·尼采（Friedrich Nietzsche）

哲学家、思想家、诗人

我们所创造的世界，是我们思维的产物。不改变我们
的思维，就无法改变我们的世界。

——阿尔伯特·爱因斯坦（Albert Einstem）

20 世纪最杰出的科学家之一

我们都在生活中寻找相同的东西：幸福、成功、目标感。我们渴
望自己能保持身心健康。我们渴望享受高质量的人际关系。我们渴望
我们的生活有方向和意义。但是，糟糕的生活习惯和破坏性行为又阻

止我们去达成这些目标。

当我们无意识地屈服于欲念、冲动和恐惧时，我们就会在生活中失败。我们用愤怒代替爱，用自恋代替共情。我们以牺牲积极和乐观为代价，换来了消极和悲观。我们远离家人、朋友和世界。令人痛苦和遗憾的事实是：在日益隔绝的世界里，我们变得越来越孤独。我们把时间和精力投入那些不能让我们得偿所愿的活动中去了。

这并不是前进的方向，我们需要连接——与我们周围的环境、与他人、与我们自己思想和行动建立起连接，就这么简单！

紧密连接

世界人口已经接近 80 亿，很难想象很多人依然还会感觉到孤独和寂寞。不管媒体如何左右我们的观念，我们人类之间的相同之处总是多于不同之处，我们彼此之间有相当多可供相互学习和相互促进的地方。但我们也知道，多种多样的复杂因素会干扰我们使用前额叶皮质的能力。当前额叶皮质受到干扰时，我们会陷入冲动和恐惧，我们会因为文化、性别以及意识形态的因素而歧视他人。我们评判和批评他人，我们开始相信我们面对的是一个不确定的、不可预测的可怕世界。我们对未来越来越悲观。

如果我们换一种生活方式，拥抱人际关系带来的力量和它带来的所有益处呢？我们将不再陷入不必要的痛苦、愤怒、恐惧和偏见的无尽循环，而是有时间和精力去强化亲密关系。从更大的视角来看，在我们书中所讨论的一切问题中，最为核心的是与朋友、家庭及社会连接成一个整体。因为单靠我们自己根本无法摆脱失联综合征。

是的，我们的邻居会变得陌生，我们的家人会变得疏远，我们的友谊会变得浅淡。这种现实虽然存在，但并非绝对如此。人类是为了连接而生的，我们的大脑为之渴求，我们的心为之悸动。只要连接起来，我们就会变得强大。德国作家彼得·渥雷本（Peter Wohlleben）在他的畅销书《树的秘密生活》（*The Hidden Life of Trees*）中写道："如果你通过除掉所谓的竞争对手的方式来帮助'个别'的树，那么剩下的树将会枯萎消失。"人类也是一样，合作一直是我们作为一个物种能够存活下来的关键因素。当我们彼此相连时，我们就会变得快乐而长寿。人与人之间的关系让我们拥有了庞大的根系，稳定地滋养着我们成长、壮大。如果我们只把别人当作竞争对手，我们就不能从这种神奇的力量源泉中强大起来。

历时最长的幸福研究所带来的启示

如果从进化论的角度来看问题，我们更容易发现人类对于连接的需求，狩猎时代的人们已通过彼此连接来实现信息交换和互相保护。但现代科技却减少了人们彼此间的依赖，我们当前所处的环境让我们变得彼此独立、自给自足。然而别忘了，我们与他人的连接带来的好处可不止信息交换和互相保护。

80 多年来，哈佛大学成年人发展研究中心的研究人员一直在研究健康、长寿的秘诀，他们发现群体的力量是最关键的因素之一。早在 1938 年经济大萧条期间，他们就启动了这项研究，开始持续记录 268 名哈佛大学男生的健康数据。至今，这项研究仍在继续，目前由麻省总医院的精神病学家、哈佛医学院的精神病学教授罗伯特·沃尔丁格教授主持。他的 TED 演讲"什么是美好的生活？"在互联网上的播放量已经超过了 2 800 万次。多年来，沃尔丁格教授和他的团队发表了多项重要研究，这些研究揭示了我们因他人的存在而获得了多少益处。

该团队有一项课题专门研究人际纽带强度是否与人们的健康状况相关。研究人员调查了 81 对夫妇，询问他们一些关于"主观幸福感"的问题，并测试他们的记忆力。他们还测量了他们彼此之间的依恋水平。"依恋"是一个心理学术语，它被定义为"一个人和另一个人之间跨越时空的、深刻而又稳定的情感纽带"。两年半后，研究人员对这些夫妇再次进行了测量，结果发现与依恋关系较弱的夫妇相比，依恋关系较强的夫妇更少抑郁，情绪状态更好，整体生活满意度也更高。更重要的是，与依恋关系较弱的夫妇中的妻子相比，依恋关系较强的夫妇中的妻子拥有更好的记忆力。

当我们与他人拥有稳固的情感纽带时，我们的心理健康状况便会得到改善。那么当我们的人际关系不佳时，我们的心理健康状况会恶化吗？哈佛大学的研究人员研究了试验参与者幼年时期兄弟姐妹之间的关系质量与他们成年后患抑郁症之间的相关性。他们的研究表明，20 岁之前不良的兄弟姐妹关系与他们以后生活中重度抑郁症患病风险及情绪改善类药物的使用高度相关。稳固而丰富的人际关系是生命的养分，就像食物和水一样。最重要的是，强化与那些我们在乎的人之间的情感纽带并不难，很多时候，简单到打个电话就能实现。

BRAIN
WASH

奥斯汀在 ICU 中得到的感悟

当我还是一个住院医生的时候，我在 ICU 工作，我的所有患者都病情危急，气氛很容易就变得灰暗且凝重。但这也是我的医学训练中最有意义的阶段。在 ICU，我有幸在患者生命中的最后几小时为他们提供医护服务。尽管在住院之前，他们的生活都迥然不同，可一旦到了这里，他们就会有着共同的愿望。他们都渴望在生命中的最后时刻与最亲的家人和朋友在一起——这是他们在那一刻最重要的事。在亲眼见证过最震撼人心的相聚之后，我不再去想下一顿饭吃什么。第二天去哪里，甚至我的余生该做什么之类的事情，而是马上打电话给我的父母和我的姐姐，马上安排时间去见我的老朋友，让我的生活停下来，在脑中搜索和回顾所有我关心的人。虽然有很多理由可以说服我们去承受孤独，但这并不是我想要的生活。我的患者曾送给我很多礼物——但我一直认为自己很幸运地得到他们带给我的这些感悟。

人际关系不仅仅能够产生幸福，正如你现在知道的那样，它还关系到一个人的寿命和对抗疾病风险的能力。今天，哈佛大学的研究只是众多类似研究之一，已经有越来越多的研究揭示了人际关系对身心健康的影响。例如，在日本进行的一项研究发现，参加社交活动的日本老年人在 3 年时间内的死亡风险比那些参加社交活动较少的老年人低 32%。更重要的是（这可能会颠覆你的认知），那些拥有密切人际关系的人患普通感冒的可能性要低 4 倍。社交也被证明可以预防冠状动脉疾病，那些缺乏社交的人患病风险可能会升高 4 倍，由此带来的死亡率也更高。作者对他们的研究结果感到非常震惊，最后得出结论，低社交对健康的负面影响"与吸烟的危害类似"。

现在，虽然很多文章描绘了那些所谓的生活在"蓝色区域"的人们：他们拥有令人难以置信的健康和超长寿命，但不为人所知的是，这些人之所以如此健康，主要原因并非他们吃了什么好东西，或者他们多么勤于运动，而是因为他们拥有良好的人际关系。就是这么简单，而且，他们并不是靠上网来获得这种健康和长寿的！

谁在书写你的故事

我们都生活在同一个蓝色星球上，虽然彼此的生活、际遇和挑战都各自迥异，但我们的生命节点却并无二致，我们都要经历出生、活着、死亡。虽然我们的人生故事类型有悲剧、喜剧，甚至惊悚剧，但其实在很大程度上它跟我们的经历本身关系不大，而跟我们如何解释这些经历有莫大的关系。在我们的人生故事中，我们不必去扮演别人抛给我们的角色，我们可以成为人生剧本的创作者。这个剧本不应该由那些给我们制造不如意和不舒服的利益攫取者来书写。请让你自己来掌管你的大脑，否则它就会被别人操纵。

是的，我们每个人都有面临重大的考验和磨难的经历，在此期间，我们不得不与头脑中的绝望和愤怒做斗争。但头脑中的大部分斗争都是在那些重大的生活事件之间进行的。正是那些看似微小的事，例如吃的食物、使用的技术、订阅的新闻、消费的媒介以及经营的关系，决定着我们的大脑是属于我们自己还是属于那些试图劫持它们的人。这是一种警醒。这是一个机会，让你看清世界的本来面目，并且问一问你的人生故事是否属于你自己！如果你发现你的故事不由自己来书写，现在是时候去拿回你的主动权了！

你必须做出一个决定，是让别人来掌控你的命运，还是重新与自己的大脑建立连接，充分地利用神经的可塑性去造福自己、重塑大脑并创造美好的生活？我们相信，失联综合征将在个人和社会层面上都得到疗愈，但我们不能孤军奋战，我们需要战友和伙伴，我们需要你！

写这本书不仅仅是一件我们心甘情愿做的事。当我们以父子身份走到一起时，我们作为书的合著者和搭档一起成长，从而超越了这种血缘关系。回顾整个写作过程，我们的经历以我们在写作开始时从未想象过的方式展开。我们之间的联系比以往任何时候都要更加紧密。我们感谢彼此共同度过了一段极具挑战的人生经历——从两代人的视角、两种不同的观念，朝着同一个目标，精心创作了一本书。我们做到了，这是一段弥足珍贵、值得回味的人生旅程。

我们的写作过程并不孤独。写过书的人都知道，写一本书需要创造力、智慧，以及一些充满活力的人的鼎力相助。我们要衷心地感谢许许多多我们在这里无法一一列举的人们，因为有数不清的人给予我们启发。我们还要感谢所有科学家、导师和同事们，你们教会我们很多，让我们认识到了人类大脑和身体的奥秘。我们也非常感谢我们的患者，你们的故事启发了我们，使我们学会如何成为更好的医生。你们用了一种别人无法替代的方式为本书的写作提供了启发，这本书同样也属于你们！

接下来，我们要感谢一些为本书的撰写提供直接帮助的人。

克里斯汀·洛贝格（Kristin Loberg）——我们的合作者，接受了两名作者共同完成一本书的挑战。谢谢你加入团队，让这次写作之旅非常美妙。邦妮·索洛（Bonnie Solow）——我们的图书经纪人，谢谢你！不只是因为你的本职工作，还因为你不囿于自己的职责范围，不遗余力地在其他许多方面给予我们亲切的指导和帮助！

我们非常感谢詹姆斯·墨菲（James Murphy）领导下的博腾公司（Proton Enterprises），感谢你巧妙地监督了我们消息传递过程中多个活动部分。衷心感谢安德鲁·卢尔（Andrew Luer），不仅因为你提出和执行新想法的卓越能力，还因为你对于开拓平台的视野和远见。

感谢我们那些"数字原住民"（Digital Natives，一生下来就适逢数字时代的年轻人）朋友们。感谢你们总是亲切地分享已被证明对这项工作有帮助的建议。

莱泽·珀尔玛特（Leize Penlmutten）——我的妻子、孩子的母亲，感谢你能亲切地分享建议，这些建议对我的工作非常有帮助。

感谢 Little, Brown Spark 公司不知疲倦的团队支持这本书的出版。特别感谢特蕾西·贝哈尔（Tracy Behar）——本书的天才编辑，她用她特殊的技能让我们能够保持沟通，指导我们如何删改书稿，使得本书既通俗易懂又具有信服力，得益于你精湛的编辑功底，使得这本书不断迭代、日臻完善，最终成为一本更好的书。还要感谢迈克尔·皮奇（Michael Pietsch）、里根·亚瑟（Reagan Arthur）、伊恩·斯特劳斯（Ian Straus）、杰西卡·春（Jessica Chun）、朱莉安娜·霍巴切夫斯基（Juliana Horbachevsky）、克雷格·杨（Craig Young）、帕梅拉·布朗（Pamela Brown）、萨布丽娜·卡拉汉（Sabrina Callahan）、芭芭拉·克拉克（Barbara Clark）和朱莉安娜·李（Julianna Lee）。能和这样一个专注且专业的团队一起工作是一件愉快的事。

感谢朱迪思·乔特（Judith Choate），她在自己的厨房里创造了原生态而美味的食谱。这些食谱不仅符合我们的理念，而且还让烹饪变得有趣。

最后，奥斯汀有如下感谢：非常感谢詹姆斯·墨菲（James Murphy）、约翰·德奥拉齐奥（John D' Orazio）和米奇·莱昂纳迪（Mitch Leonardi），感谢你们在讨论人生中最具挑战性的问题时所给予我的好奇心、支持、洞察力和鼓励。还要感谢瑞秋·科斯坦蒂诺（Rachel Costantino），提醒我觉察和享受周围世界的奇迹，谢谢你的鼓励，谢谢你为我的生活提供了平衡之道。

BRAIN
WASH

参考文献

考虑到环保的因素，也为了节省纸张、降低图书定价，本书编辑制作了电子版的参考书目。扫码查看本书全部参考书目内容。

未来，属于终身学习者

我们正在亲历前所未有的变革——互联网改变了信息传递的方式，指数级技术快速发展并颠覆商业世界，人工智能正在侵占越来越多的人类领地。

面对这些变化，我们需要问自己：未来需要什么样的人才？

答案是，成为终身学习者。终身学习意味着永不停歇地追求全面的知识结构、强大的逻辑思考能力和敏锐的感知力。这是一种能够在不断变化中随时重建、更新认知体系的能力。阅读，无疑是帮助我们提高这种能力的最佳途径。

在充满不确定性的时代，答案并不总是简单地出现在书本之中。"读万卷书"不仅要亲自阅读、广泛阅读，也需要我们深入探索好书的内部世界，让知识不再局限于书本之中。

湛庐阅读 App: 与最聪明的人共同进化

我们现在推出全新的湛庐阅读 App，它将成为您在书本之外，践行终身学习的场所。

- 不用考虑"读什么"。这里汇集了湛庐所有纸质书、电子书、有声书和各种阅读服务。
- 可以学习"怎么读"。我们提供包括课程、精读班和讲书在内的全方位阅读解决方案。
- 谁来领读？您能最先了解到作者、译者、专家等大咖的前沿洞见，他们是高质量思想的源泉。
- 与谁共读？您将加入优秀的读者和终身学习者的行列，他们对阅读和学习具有持久的热情和源源不断的动力。

在湛庐阅读 App 首页，编辑为您精选了经典书目和优质音视频内容，每天早、中、晚更新，满足您不间断的阅读需求。

【特别专题】【主题书单】【人物特写】等原创专栏，提供专业、深度的解读和选书参考，回应社会议题，是您了解湛庐近千位重要作者思想的独家渠道。

在每本图书的详情页，您将通过深度导读栏目【专家视点】【深度访谈】和【书评】读懂、读透一本好书。

通过这个不设限的学习平台，您在任何时间、任何地点都能获得有价值的思想，并通过阅读实现终身学习。我们邀您共建一个与最聪明的人共同进化的社区，使其成为先进思想交汇的聚集地，这正是我们的使命和价值所在。

CHEERS

湛庐阅读 App
使用指南

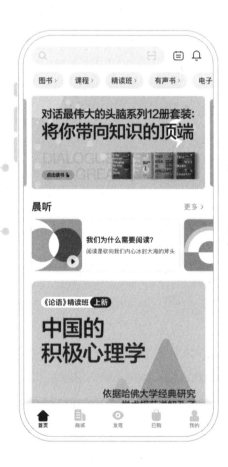

读什么
- 纸质书
- 电子书
- 有声书

怎么读
- 课程
- 精读班
- 讲书
- 测一测
- 参考文献
- 图片资料

与谁共读
- 主题书单
- 特别专题
- 人物特写
- 日更专栏
- 编辑推荐

谁来领读
- 专家视点
- 深度访谈
- 书评
- 精彩视频

HERE COMES EVERYBODY

下载湛庐阅读 App
一站获取阅读服务

BRAIN WASH by David Perlmutter, MD, and Austin Perlmutter, MD
Copyright © 2020 by David Perlmutter, MD, and Austin Perlmutter, MD
Published by arrangement with Little, Brown and Company, New York, New York, USA.
All Rights Reserved.

浙江省版权局图字：11-2024-018

图书在版编目（CIP）数据

排毒吧！大脑 /（美）戴维·珀尔马特，（美）奥斯汀·珀尔马特著；李卫华译 . — 杭州：浙江科学技术出版社，2024.4
　　ISBN 978-7-5739-1160-5

Ⅰ.①排… Ⅱ.①戴…②奥…③李… Ⅲ.①脑科学—普及读物 Ⅳ.① R338.2-49

中国国家版本馆 CIP 数据核字（2024）第 066306 号

书　　名	排毒吧！大脑
著　　者	[美]戴维·珀尔马特　[美]奥斯汀·珀尔马特
译　　者	李卫华

出版发行	浙江科学技术出版社
	地址：杭州市体育场路 347 号　邮政编码：310006
	办公室电话：0571－85176593
	销售部电话：0571－85062597
	E-mail:zkpress@zkpress.com
印　　刷	河北鹏润印刷有限公司

开　　本	710mm×965mm　1/16	印　　张	18.75
字　　数	258 千字	插　　页	1
版　　次	2024 年 4 月第 1 版	印　　次	2024 年 4 月第 1 次印刷
书　　号	ISBN 978-7-5739-1160-5	定　　价	99.90 元

责任编辑　余春亚	责任美编　金　晖
责任校对　张　宁	责任印务　田　文